易の実践読本

小林詔司

静風社

はじめに

占いに興味をもつ人は大勢いますが、その根幹である『易経』を理解している人はそれほど多くはないでしょう。

『易経』は解説付きであっても漢文で書かれていて、非常になじみにくいというのも一つの理由ですが、実は一般の読みものとは内容構成が全く違っているからです。

一般に書物は、辞書などは別にして、最初を第一章とし、二章、三章と徐々に内容の理解が深まっていき、読み進むにつれて、作者の考え方や著者が何を言おうとしているかがわかってくるものです。

これを一本の樹木に例えれば、根本から上に向かって幹や枝葉や花を見ていくようなことで、最後に一本の樹木の全体像を理解することになります。

ところが『易経』の全体像は、「卦象《かしょう》」または単に「卦」といわれる六四の短編からなるもので、その一つひとつの卦が解説されているに過ぎないのです。一つひとつの卦は独立した内容になっています。そのため一卦を読んでも、次の卦の理解の助けになるという構成ではありません。

本文で説明しますが、卦が六つの陰陽の記号（⚊と⚋）からできていることはすぐわかります。実はこれは、一つの陰か陽の記号が一つずつ積み上げられて六段の状態になった、ということを表しているのです。

肝心の一つ目を生み出す大本を、太極といいます。

この太極からすべてが段階を追って分かれていく構成なので、六四の卦の元は共通しているものの、分かれた状態のものを互いに比較しようとしてもわかりにくいというわけです。

先ほどの樹木に例えれば、野原に六四本の木が生えている、その中の一本の松の木を調べても隣の桜の木についてはわからない、しかし大地で互いに強く結ばれている、そこで大地のことがわかれば松や桜のこともわかりやすいということです。

このように『易経』を読むには、まず大地のこと、いわゆる自然というものを理解する必要があるといえるのです。

さらにもう一つ重要な点は、『易経』は目に見えない世界を可視化する方法を教えていることです。

人はあるとき生きている自分に気づきます。与えられた人生を生き、いつか必ずこの世を去ることも知らされます。このように考えると、自分は目に見えない何かの力で生まれ生かされているとしてもおかしくありません。思いや行動で何か行き詰まったとき、自分を形にしてくれた神ともいうべき見えない力のアドバイスを欲しいと思う人もいるでしょう。これは子どもが親に「これはなに?」と聞くような気持ちです。

一般に占うといえば問いかける人の将来や人間関係などについてですが、『易経』による占いは「易を立てる」といい、問いかける内容に制限はなく、易の特徴を生かして、未知の世界を六つの陰陽の記号からなる卦象という見える形にすることなのです。

易はそのような人間の世界だけでなく、あらゆる疑問に答えてくれる方法です。例えば箱や袋の中に入っている物を言い当てることも可能で、これを射覆《せきふ》といっています。

易は見えない世界を否定せず、むしろ可視化することで肯定的に扱い、両世界が一体であることを表していると考えられます。このことを書物として説明したものが『易経』なのです。

著者は長年鍼灸に携わってきましたが、患者の生命を見えない世界の力と捉え、病はその生命に生じた問題が可視化されたものであることを『易経』から教わりました。『易経』は、そのように目に見える世界だけでは解決しえない世界を示してくれます。

『易経』は、いわば見えない世界である宇宙を意識した書物です。しかし人の生きている見える世界も宇宙の一環です。この地上に生きている以上、見えない世界を意識することは当然のことでしょう。それが易の視点というものです。本書を通じて、易の視点で物事を観られる人が一人でも増えることを願って止みません。

令和元年　神無月　吉日　　　著者　記

目次

第一章

易とはなにか

東洋思想――その発祥

中国的な東洋思想の基礎は、上古から戦国時代にかけて形成されたと考えます。おそらく漢字の祖先である甲骨文字や易の発想が関係しているでしょう。どちらも、現代では非科学的といわれる占いに端を発しています。大げさにいえば、東洋思想は占いから始まったことになります。易や文字がまとまり出したのは紀元前一一世紀頃からです。文字は金文となって種類が豊富になります。易には説明が加わって周易となり、さらに漢の武帝以後、『易経』となって儒教に採り入れられました。その後中国では、清王朝の終わり（一九一二年）まで、日本では江戸幕府の終わり（一八六七年）まで、儒教はいわば東洋人に影響を与え続ける思想となりました。もちろん東洋思想はそれだけでなく、仏教や道教、そして日本では神道が加わり、実際にはかなり複雑なものになっています。

しかし東洋思想とは何かを突き詰めて考えてみると、それは気と陰陽観に行き着くと思われます。日本人をはじめとする東洋人の思考には、日常会話のなかに気や陰陽という単語がよく使われることからもわかるように、目に見えない世界とのつながりを無意識のうちにいつも感じているようです。

いずれにしても、見えない世界を無視しない生き方、見えない世界の力で見える世界が現れているという発想は、東洋思想独自のものです。

目に見えないもの

人は感覚的に、目に見えない世界は無限的に広大だということを知っています。しかし目に見えるものが、見えないものの仮の姿だとは思いません。古代中国に由来する東洋的な思想が、占《せん》卜《ぼく》といわれる占いに端を発しているのは無視できないことでしょう。

漢字文化圏のコアは漢字ですが、この発祥は占卜抜きに考えられません。目に見えない世界の力が、占卜によって漢字として可視化したと思われるからです。

『易経』の占いも、これも後で触れますが（第三章参照）、見えない世界の力を可視化することです。可視化されたものを理解するには陰陽という物の観方を応用します。

この世界は時間も含めて四次元の世界といわれますが、これはあらゆるものがそれぞれの位置に瞬間的にしか存在できないことを示します。つまり二度と同じ状況は生じないのです。

いつも人は、複数の物事を瞬時に比較し評価することが求められています。食事時には、どこに坐るか、何から箸をつけるか、どのくらい食べるか、飲むか、いつまで食事するか、どのような会話をするかなどなど、きりがなく状況は変わっていきます。

そのような状況を説明するには、陰陽の発想が便利です。具体的な事柄に惑わされずに、一定の共通した視点で状況を判断できるからです。ただ普段は、無意識的に感覚的に陰陽観を使っています。今日の食事は話が弾み楽しかったといえば、これは陽的な食事だったといえます。

精気——すべての源

易では、この宇宙のすべては精気から成り立っていると考えます。

これを端的に表現しているのが、『易経』の繋辞伝にある「精気為物（精気は物を為す）」という一節でしょう。物を為すといっても、素粒子が物質を構成するというようなイメージより、もっと幅広い意味をもっています。

すべてのものごとや現象は精気から成り立っている。これは、どんなことも精気を基準に考えるという発想に帰着します。

著者はまた、引力や生命、意識といった目に見えない、物質でないものも、この精気であると考えています。

自然や世の中の動きから、一人の人間の人生や机の上に置いてある一つの花瓶に至るまで、すべてが精気である。

一つひとつの現象に捉われることなく、本質にある精気の状態を見極めることは、とても大切なことなのです。

後述する太極や陰陽といった、易や『易経』の根幹をなす言葉も、すべてこの精気のありかた、状態を指しています。

さて、あらゆるものごとを、一つの基準から説明しようとする考え方を一元論と呼びます。あるいは、正しいとされる前提からはじまり、様々な現象をその前提に立ち返って考えようとすることを演繹法と呼びます。

サン＝テグジュペリの『星の王子様』に「心で見なくちゃ、ものごとはよく見えないってことさ。かんじんなことは目に見えないんだよ」という一節がありますが、これは的を射ています。ものごとや現象は目に見えます。しかし、その背景にある精気それ自体は目に見えません。目に見えるものに捉われずに「かんじんなこと」を見定める。それが易、ひいては東洋的発想の基本なのです。

著者は、この発想を治療に応用しています（第二章参照）。

病気の観方を例にあげましょう。一般的には、一つひとつの病気の原因は、それぞれ多様に存在すると考えます。

しかし、精気を基準にすると、あらゆる病気の原因は精気の異状（専門的には虚といいます）にあると考えられるのです。

したがって、治療のあり方も、精気の異状を正す（精気の虚を補う）ことになります。身体それ自体ではなく、身体を身体たらしめる精気に働きかけるのです。

易の発想に裏付けられたこうした治療のあり方を、東洋医術の本来的な姿であるとして、一元的な治療や根元的な治療と呼ぶことにしています。

太極——目に見える精気

前述しましたが、目に見える、見えない、実在する、しないにかかわらず、あらゆるものは精気で成り立っているとします。

そこで、人間が見たり、実感したり、認識できる状態の精気すべてを物と呼びます。「宇宙」といってもよいでしょう。狭義には、花瓶や身体、地球といった個々の物質です。存在するものごとは、すべて物です。

易や『易経』では起点となる精気を太極として、そこから陰陽が生じ発展する、としているのです。

『易経』の繋辞伝に「易有太極　是生兩儀　兩儀生四象　四象生八卦（易に太極あり、これ両儀を生じ、両儀は四象を生じ、四象は八卦を生ず）」という一節があります（第三章第一部三八頁「陰陽の発展図」参照）。

あたかも陰陽が太極から生まれたあと、それぞれがさらに陰陽に発展していく印象がありますが、発展していく陰陽を、そのつど太極として捉えることがポイントです。

太極から発展した陰陽それ自体が太極となり、その太極からさらに陰陽を生じ発展していくのです。

ものごとや現象には、どこかに起点や大本があります。それを太極として捉えるのです。

陰陽――ものごとには二面性がある

陰と陽の観方は、太極から生まれたものごとや現象に、二面性があることを示しています。思想家の安岡正篤によれば、精気には陰と陽の二気があり、これは相対であると同時に相待であるとしています。相対とは、ものごとが分かれていくことであり、相待とは、ものごとがまとまっていくことです。

前者が陽、後者が陰で、両者が相対と相待を繰り返すことで、新たにものごとを創造・変化させていくのです。

これをまた樹木に例えれば、根から幹が伸び、幹から枝葉が分かれて花を咲かす、と展開していくのは陽の力であり、花や葉を枝にむすびつけ、それぞれの枝を幹に統一させるのは陰の力で、どちらが欠けても成り立ちません。

陰陽は、積極性と消極性、太陽と月、上や下などの意味合いを含む相対的な考え方です。そのため何を太極として捉えるかで、陰陽の示す内容も変わるのです。

例えば、身体全体を太極として捉えれば、上部にある頭が陽で、下部にある足が陰になりますが、そのなかの頭を太極として捉えた場合は陰陽も異なるのです。

何かを考えるときに、その全体や出発点を太極として捉え、そのなかの陽と陰を見極めていくことが、いわゆる陰陽観なのです。

易のはじまり

そもそも易は、古《いにしえ》の占い（占卜）に端を発します。発祥は定かではありませんが、その痕跡を示す最古の史料が、殷（紀元前一一世紀以上前）の時代に獣骨や亀の甲羅に刻まれた甲骨文で、しかも奇字といわれた文字です。判読不能だと思われていたのですが、その後研究が進み、その奇字が甲骨文字の数字を占いに使用したものであることが判明しました。

これが陰陽の発想の原型です。奇数を陽に対応させ、偶数を陰に対応させ、それを六つ組み合わせて易として占っていたのですが、この原理はいまも変わりません。

その後、殷から周（紀元前一〇四六年頃）の時代になると、六つを一組とした数字の組み合わせの計六四個が整理され、それぞれに簡素な説明が加えられました。記号の一本いっぽんは爻、その六本の組み合わせは卦や卦象、そして説明文は爻辞と卦辞と呼ばれるようになります。これらをまとめて周易と呼びます。

『易経』の成立――東洋医術の原点

さらに時代が下り、約四〇〇年間におよぶ前漢（紀元前二〇六年から紀元八年）・後漢（紀元二五年から二二〇年）の時代、とりわけ前漢の武帝の時代から前漢末にかけて、儒教が国教として台頭します。その経典として五経が定められるのですが、その筆頭が、爻辞と卦辞の他に繫辞伝などの十篇を加えて易を理論化した『易経』です（第三章第一部三四頁参照）。

これは、東洋的発想の原点の一つで、その影響を受けていない文化は漢字文化圏には存在しない、といっても過言ではありません。この時代には易が盛んに議論され、文明の根本の哲学となり、様々な分野に展開されていきます。

後漢頃に成立したとされる『黄帝内経』（『素問』と『霊枢』）や『難経』といった東洋医術の「原典」も易の影響を受けているのです。病理や経絡の説明には陰陽が通用語として多用されていますし、同じく頻出する気（精気）についても、『易経』では「万物の本体」という広い意味であるのに対し、『素問』などではその一作用としての生命という限定的な意味で応用されています。著者は、『易経』という太極から陰の『素問』と陽の『霊枢』が生まれた、と考えています。いわば原典の原点になるのです。

また、著者は、『易経』そのものは英英辞典のようなものだと考えています。現在では占ったときに表れた卦の説明を読むことが難しくなり、古に書かれたその説明自体が難解になってしまっています。大切なのは、『易経』を通じて易を立て、儒教以前の易を体得することです。そこで初めて、有効な道具として『易経』を活かせるようになります。

易は宇宙を達観した哲学であり、『易経』はその実践書なのです。

第二章
宇宙と生命

精気と宇宙

東洋医術の「原典」の一つである『黄帝内経』(『素問』)の第一篇「上古天真論」に、次のような一節があります。

「黄帝が言うには、上古の時代にいた真人という者は、陰陽をよく弁えて、精気を呼吸していた。だから、他の者とは違って、精神と肉体が一体で、寿命が尽きないようだった……」(著者訳)。

ここで上古とは、『易経』の繫辞伝下によれば殷より古く、伏羲という伝説上の皇帝から始まったとされる神話の時代です。上古の時代に真人という理想的な人間がいて、天地の動きに従って生き、陰陽の虚実変化をよく理解し、精気を呼吸する生活をしていたというのです。ちなみに『易経』では、伏羲は易の創始者とされています。

第一章でみたように、この世のあらゆるものごとは、太極から発展した陰陽の視点でみることができると考えています。陰陽に発展したものごとは、目に見える現象のことです。広義にはこの地球も含めた世界全体であり、狭義には個々のものごとです。

あらゆるものの実体として精気を想定するのであれば、それは現代の宇宙論にも重なる一面があるはずです。それを確認してみることにします。

宇宙論では、次の三つが宇宙空間を成り立たせているといわれています。

一つ目が物質です。地球も含めた惑星や衛星などを指します。五感で捉えられ、その実在を科学的に裏付けられるものです。惑星は重力を有します。

二つ目がダークマター（暗黒物質）です。「宇宙はエネルギーと物質の二種に大きく分けられる」とは、アインシュタインが提唱したことです。物質とは質量のあるものをいい、エネルギーの別の形にすぎないといいます。地球などの物質（マター）には質量と重さがあります。重さは重力の作用ですが、例えば銀河には質量だけの物質があり、その実体がわからない未知のものがあります。その類をダークマターとしています。

三つ目がダークエネルギー（暗黒エネルギー）です。現代の宇宙論では、「宇宙には質量もなくエネルギーだけの部分がある」と理解されています。また「宇宙が加速度的に膨張し続けている」ことも観察されています。つまり、重力とは反対の、膨張に向かう強力な斥力が働いていることが示唆されます。ダークエネルギーとは、宇宙に充満しているこの斥力源を指します。

重力・斥力のどちらも、電磁波を用いた従来の宇宙の観測法では確認できません。多くの状況証拠から、その存在が推察されているものです。

この宇宙で、地球も含めた物質というエネルギーが占める割合は四・九%、ダークマターというエネルギーは二六・八%、それ以外のダークエネルギーは六八・三%とする観測があります。我々の目に見える地球上の世界はごく一部にすぎず、宇宙は目に見えない「ダーク」の世界で充満しているのです。宇宙は物質というより、重力と斥力がせめぎ合うエネルギーなのです。

お気づきかもしれませんが、このダークエネルギーは、万物を生み出す精気のアナロジー（類推）として捉えられます。宇宙が不可視のエネルギーによって膨張していくように、我々が生きるこの世界も、五感で感知できないエネルギーによって生み出されているのです。

上古の真人が精神と肉体を一体化させ理想的に生きたのは、ダークエネルギーを呼吸していたからだ、とも言い換えられます。

精気の虚を前提に、一元的に病気を診る

さてこの発想を、著者の専門である鍼灸治療に応用するとどうなるでしょうか。

治療は生命体を対象にすることですから、生命体を物と捉えれば、治療における精気は生命とも言い換えられます。従って、陰陽が太極から生じるように、病気も生命（精気）の異状から生じていると考えます。精神的な病気、身体的な病気という区別はありません、両者とも大本は同じです。

鍼灸治療では、冷えて力がなくなっていくことを虚と呼びます（その反対は実）。生命としての精気は、常に虚していく宿命にあります。その力は年々低下していき、やがて死に至ります。これ自体は正常なことで、修正はできません。

精気の虚は、生命の背景をなす広義の虚であり、「あらゆるものは根元的なものから生じる」

とする東洋医術にとって、とても意味深い考え方です。個別の症状にはすべて精気の虚が背景にあると考えるのが、病気を診るときの大前提です。

さらに陰陽の発展（太極→陰陽→四象→八卦→六十四卦）を重ね合わせれば、一つの症状が時間の経過に伴い全身に複雑に広がっていく様子が捉えられます。これは、現代医学的な診断とそれほど変わりません。陰陽、四象、八卦、六十四卦のどの段階で症状を診るかで、その複雑度は違います。しかし、どれほど複雑になっても、精気の虚を軸にすれば一元的な治療が可能になるのです。

症状の虚と症状の実

太極が陰陽に発展するように、精気の虚が病的に強くなり、症状として現れるときも二種類あります。それが症状の虚と症状の実です。

症状の虚は、正常より冷えて、力がなく、心身の働きの弱っている状態を指します。それに対して症状の実は、発熱や腫れなど、正常よりも激しい熱性を帯びた心身の働きの過剰な状態を指します。東洋医術的な病気の診方は、この虚実観に集約されるのです。ちなみに、虚は『易経』でいう不及に相当し、実は過に相当します。

発熱を例に考えてみましょう。一般には脳内の発熱調節中枢の働きが原因とされますが、ここでは精気の虚を主原因とします。精気の虚によって、体熱を安定させる力が弱くなり、その結果として発熱という症状の実が生じたと考えるのです。熱には昇る習性があるので、症状の実は身体の上部や表面に現れやすいのです。

症状の状態は虚実で区別しますが、その部位表現には陰陽を使います。この場合、陰は身体の下方、内側、前面などを指し、陽は身体の上方、表面、粘膜、外側、後面などを指します。専門的には、陰陽の部位表現と症状の虚実を組み合わせて診ています。身体の下方や内側に力がなく冷えていれば「陰虚病症」、赤ら顔で頭痛があれば「陽実病症」という具合です。どの病症に対しても治療は生命力を高めるように行います。

著者の提案する積聚治療《しゃくじゅちりょう》は、そのような発想に基づいていますので、次に紹介します。

積聚治療——弱っている生命力を治療の対象とする

積聚治療は、基本治療と補助治療からなります。しかしどちらも、生命力を強めて症状を治めるという方針に変わりはありません。まずどの患者にも、症状に関係なく基本治療を施します。詳細は省きますが、ここでは治療の意図を理解してもらえれば十分です。

基本治療では、背部の四つのツボを治療することで、精気の虚を補います。これは症状に拘《こだわ》らない治療ですから、この治療で体に変化が起これば生命力が強くなったと判断できます。

古来腹部の異状を積聚といいますが、背部の四つのツボの選択は腹部の「積」の位置から割り出します。これから積聚治療という名称が生まれました。

背部はあらかじめ五領域に横断的に分けてあります。そこから四つのツボを選びますが、このツボの治療順序（刺激順次）は先に述べた病症ごとに決めてあります。治療順序は体への影響力を左右しますから、とても大事です。

この治療を施すと、結果として症状が治まるだけでなく、再発もしにくいのです。

「右の膝が痛い」という患者の場合、痛みの部位と程度を確認し、まずお腹の状態に基づいて背中のツボを選び鍼をします。これが基本治療です。膝の痛みに注意してみると、痛みに徐々に変化が現れるのがわかるのです。変化がない場合は、精気の虚が強いと判断して補助治療をします。患者の主訴には拘らず、膝の痛みはあくまで精気の虚の程度を示す情報と理解します。

治療とは生命に作用すること

易の発想に従えば、病気の根元的な原因は生命力の低下にあるので、治療を考えていくときも、その対象は生命力になります。

虚に行う治療は、鍼灸治療では補と呼びます。機能を活発にさせて身体に熱を起こさせ、生命を正常な状態に戻すのです。補うとは、何かを加えることでないことに注意します。

お灸は熱を補う治療の一つですが、鍼でも生命が熱を起こすように操作できます。生命という精気に影響を及ぼすには、また別の精気も活かせればさらに効果的です。それが意識（集中力や想像力）です。意識を治療に用いることは、症状の根元的な原因が精気（生命）の虚と認識していることになります。

ぎっくり腰を例に考えてみましょう。まず、腰の異状それ自体ではなく「腰に異状をもたらしたもの」が原因であると認識します。腰の異状は検査でわかることもありますが、その異状が真の原因ではありません。

真の原因は、腰に負担がかかるような生活からくる生命力の衰えで、それが腰に痛みとなって現れたとします。まず腰に意識を送りながら背部の基本治療をします。

このように個々の症状は真の原因ではなく、精気の虚から生じる結果です。すべての症状は、生命力の弱りを示す情報であり、それを判断する指標に過ぎません。

従って、症状の現れている部位は、原則として治療部位にはなりません（ただし、外傷は別です）。そのように診ると、病気の原因と症状が一致することが少なくなります。症状を直接治療することにも、あまり意味はありません。あくまで、そうした部位や症状から、その背景にある精気の虚の程度を推し量ることが大切です。個々人の顔に特徴があるように、精気の虚の現れ方にも個性があるので、丁寧に診察しなければなりません。

症状の虚実に対する補写

症状の虚に対しても補を行いますが、症状の実には写（瀉）を行います。症状の実は、熱や腫れなどですが、写は、精気の弱りで活発化した症状を抑えることを指します。写は、症状の実を抑えることです。

写法には、症状を直接対象にする方法と、精気を強めて症状の実を緩和する方法の二つがあります。前者は、打撲などで生じたうっ血を取り除く場合などを指します。後者は、まず基本治療で精気を強め補います。それでも不十分であれば、さらに補助治療で精気を賦活して症状の実を抑えたり散らしたりして精気の偏りをなくすという方法です。

精気が虚すると症状の実が現れやすい体質の患者さんも見受けられます（例えば、発熱しやすい体質）。

治療の基本は、弱くなった精気の活性化です。実症状に写法を直接施し苦痛が緩和することは、第一義ではありません。実の症状に対してダイレクトに写法を施すと、かえって精気の虚が深刻化することもあるので、慎重な処置が求められます。

外傷を考える――補助治療が必要な一例

生涯で外傷を経験しない人はほとんどいません。臨床家はあらゆる病気に対して、外傷が精気の虚に及ぼす影響を検討する必要があるでしょう。

外傷の場合、陰陽の発展を逆に考えていきます。これまで述べたケースは、精気の虚から症状の虚と症状の実に至るという考え方でしたが、外傷の場合、外的な力が身体を傷つけ、それが精気に影響を及ぼすと考えます。しかし、順序が逆だとはいえ、「精気一元論」を背景にした基本姿勢は変わりません。

膝の打撲を例に考えてみましょう。まず最初に、打撲を受けた部位を修復するために血液などがそこに集中し、患部が赤紫色に腫れ、痛みが生じます（深刻な場合には運動器障害が生じる）。時間が経って痛みが治まったとしても、その影響は（特に骨に）長く残り、それが元で精気が虚し、やがて症状の虚や症状の実が身体に現れてくると考えるのです。四、五〇年前の打撲の痛みが治らず、今日の主訴に繋がるケースも珍しくはありません。

外傷のなかでも、特に項部頚椎の損傷は深刻です。頭痛や頚部痛、眩暈を起こしやすい、ストレスに弱くなる、消化器系の異状が起こる、女性では生殖機能が影響を受けるなど、精神と身体に様々な症状が生じる恐れがあるのです。

症状の虚と症状の実の場合とは反対に、外傷の治療は原因である患部に直接施術します。具体的には患部のうっ血を取り除きます。専門的にはこの処置を刺絡《しらく》といいますが、打撲の場合、こうした措置を採らないのは臨床上考えにくいことです。

身体は、症状を現すことで精気の虚の状況を知らせようとしています。その現れ方は人によって様々ですが、どれも不愉快な内容です。

しかし、それこそが生命の弱りを知らせる生命体のサインであり、臨床家はそれを正確に捉えなければならないのです。

自然治癒力

ギリシャ時代のヒポクラテスは「自然こそが最良の医者である」という言葉を残しました。現代医学には、恒常性保持機能（ホメオスタシス）という身体の診方があります。状況が変化しても、体温や血圧などの循環、あるいは呼吸や消化、発汗などの機能を一定に保つ力が身体には備わっています。自律神経系や内分泌系、免疫系がこの力を支えているのです。

これを易の発想から捉えると、精気である生命には、生命体の心身の不安定性を修正する力がある、と言い換えられます。東洋医術では自然治癒力と呼ばれるもので、ここに現代医学との接点をみることができます。

しかし、一般に現代医学は、一つひとつの病気をそれぞれ独立した病気のように取り扱います。すべての病気は精気の異状から生じるとする東洋医術からは、それは錯覚であるという観方もできます。

第三章　第一部

両儀から八卦まで

精気をシンボル化する

第一章で、「易は宇宙を達観した哲学であり、『易経』はその実践書」であると述べました。

戦国時代から漢にかけて成立した『易経』は、周の時代にまとめられた卦辞と爻辞（卦象の解釈文）に加え、卦辞の解説である上下の彖伝や、卦辞と爻辞の補足説明である上下の象伝、その他の六伝（繋辞伝上下、説卦伝、序卦伝、雑卦伝、文言伝）からなる十翼伝を合わせたものです。

それに対して、本来の易は卦象そのものを指します。卦象は広大な宇宙観を閉じ込めたシンボルで、『易経』のほとんどは、そこに込められた意味を解き明かすことに費やされているのです。

万物の元である精気は陰陽の気となって展開します。易では、それを陽のシンボルである⚊と陰のシンボルである⚋を重ねることで表現しています。この記号（⚊と⚋）一つを画象《がしょう》と呼び、画象を組み合わせた記号を卦象《かしょう》といいます。

ではこれから、精気をシンボル化する占いに話を進めます。六四個ある卦象（六十四卦）がどのような内容かを、陰陽の発展を追って確認します。

陰陽の発展——太極は両儀を生じ、両儀は四象を生じる

『易経』の繋辞伝にある陰陽の発展形式は複雑なようにみえますが、ルールは単純明快です。

太極から生まれた陰陽（両儀）が再び太極となり、そこから新たに陰陽（両儀《りょうぎ》）が生じるとい

うことが繰り返され、六四個の大成卦に結実するわけです（三八頁の「陰陽の発展図」参照）。

それでは、両儀から説明していきましょう。これは、太極から陰陽の二面性をもつものごとや現象が生まれることを意味します。記号では陽の⚊と陰の⚋の画象一つで表現し、意味は陽が積極的、陰が消極的です。

次の発展が四象《ししょう》です。両儀から一段階時間を経たもので、卦象は、両儀の画象の上にもう一本画象を足したものになります。なぜ上にくるのかといえば、下のほうが時間的に古い陰陽を示すとするからです。陽（⚊）からは⚌と⚍が生じ、陰（⚋）からは⚎と⚏が生じます。それぞれ⚌は老陽《ろうよう》、⚍は少陰《しょういん》、⚎は少陽《しょうよう》、⚏は老陰《ろういん》という名前（卦名）がついています。この四象の段階では、ものごとを四つの面で観ることができます。

老陽（⚌）と老陰（⚏）の卦象は、それぞれ⚊か⚋の画象を二本重ねて強調しています。老とは時間が経って極まったことを形容します。季節でいえば、老陽は夏至、老陰は冬至です。暑さの極み、寒さの極みということです。

少陰（⚍）と少陽（⚎）の卦象は、それぞれ⚊に⚋が、⚋に⚊が新たに加わっています。老に対して若いことを指す少は、変化が盛んで活発なことを形容します。季節では、少陽が寒さに暑さが加わる春分、少陰が暑さに寒さが加わる秋分です。

もちろん、季節以外でも、様々なものごとを四象で分析することができます。

四象から八卦が生じる

八卦は、四象の上の画象（上爻）からさらに陰陽が発展したものを指します。卦象は下から下《げ》爻《こう》、中爻《ちゅうこう》、上爻《じょうこう》の三本からなり、その名の通り、全部で八組あります。

老陽（⚌）からは☰と☱が生じます。
少陰（⚍）からは☲と☳が生じます。
少陽（⚎）からは☴と☵が生じます。
老陰（⚏）からは☶と☷が生じます。

大まかな区分であった四象がさらに精密になり、ものごとを八卦象（略して八卦）に分けて観ることができるようになります。それぞれを紹介します。

☰＝天・乾《けん》　☱＝沢・兌《だ》
☲＝火・離《り》　☳＝雷・震《しん》
☴＝風・巽《そん》　☵＝水・坎《かん》
☶＝山・艮《ごん》　☷＝地・坤《こん》

上段（天、沢、火、雷、風、水、山、地）は自然界の言葉で、正象といい、下段（乾、兌、離、震、巽、坎、艮、坤）はどれも見慣れない漢字ですが、それぞれ人間界の特徴を表す卦名です。『易経』の説卦伝では、その他にも、この八卦を自然や天候、動物、身体、家族や方位など森羅万象に当てはめて論じています。

人間が認識できるものごとや現象はたくさんありますが、それらも八卦で分けることができます。しかし、その一つひとつを採り上げてただ分析していくことにはあまり意味がありません。身目の前のものごとや現象をいかに八卦と関係づけて理解・解釈していくかが大切だからです。身の周りに目を向けて、「これは八卦では何だろうか」と自問自答する思考力を養い、ものごとを一面で判断することなく、冷静に見定める習慣を身につけることが求められます。

八卦は小成卦ともいい、次章で述べる六四個の大成卦の前提になります。『易経』でもその多くが八卦の分析に費やされています。「てん・たく・か・らい・ふう・すい・さん・ち」、「けん・だ・り・しん・そん・かん・ごん・こん」と口ずさみ、卦名と卦象を暗記するといいでしょう。

説卦伝は、八卦それぞれの意味について、自然界になぞらえた正象と、人間界になぞらえた特徴の二点について掘り下げています。その他の象については、主なものを①人に備わる徳を表した卦徳②卦徳をさらにわかりやすくした卦意③身体の部位④天候⑤物に例えた物象⑥人に例えた人象の六つの項目として一覧にしています。

陰陽の発展図

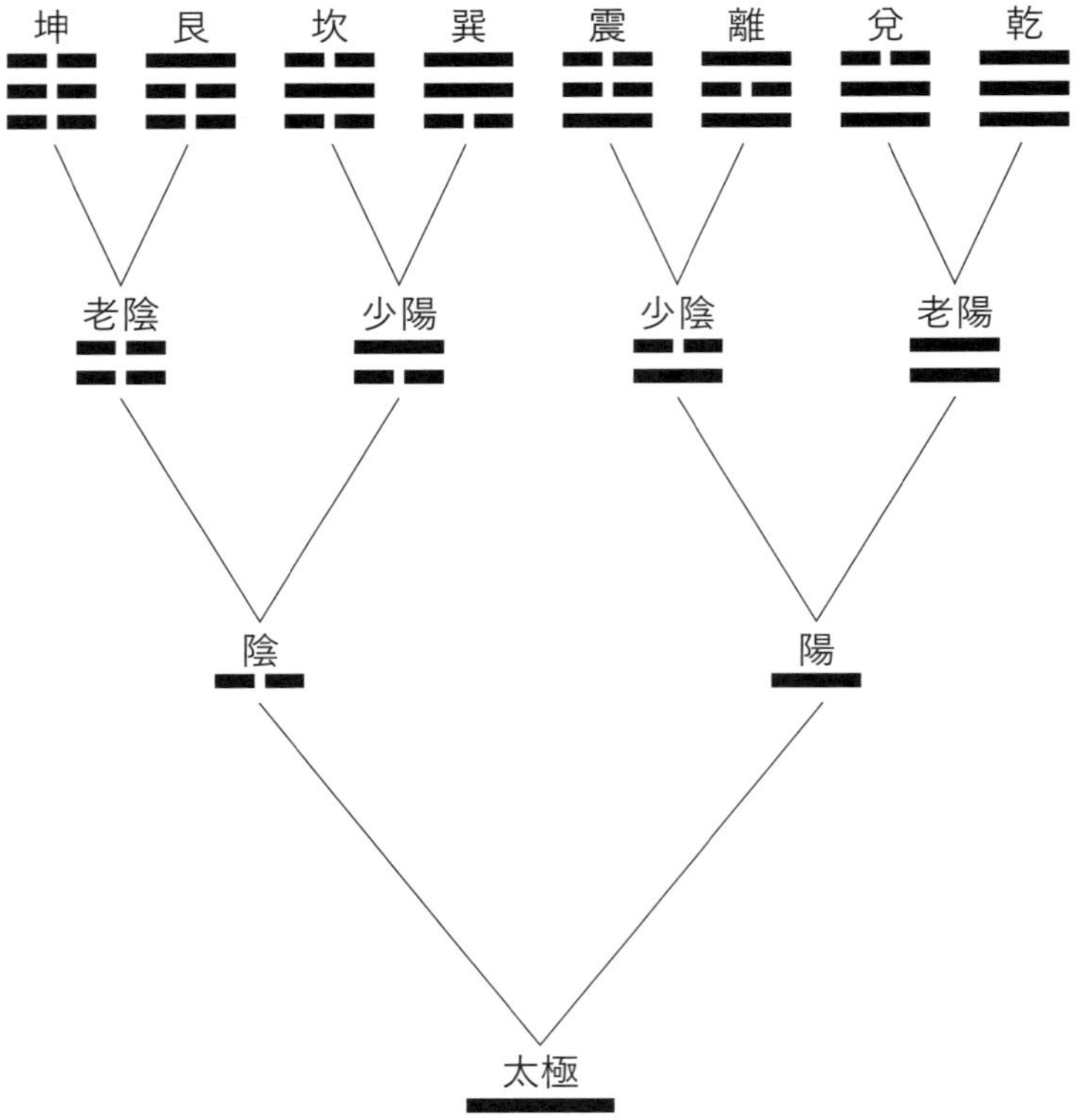

乾《けん》 ☰

最も基本となる卦象で、自然界における正象は**天**、卦名は**乾**です。宇宙のすべては天から始まるといってもいいし、宇宙は天であるといってもいいでしょう。掴みにくい表現ではありますが、具体的には、熱と光の大本である太陽です。

乾は、高い、明るい、剛健などを意味します。漢字の成り立ちは長い旗竿を象形していて、「上にでる、上にでるもの、そら」という意味です。

卦象は三つの陽爻からなり、陽の極みを表しているため、全陽や純陽の卦とも呼びます。積極的という陽の意味が、一層強調されています。

積極的から敷衍して、能動的、動的、肯定的、革新的、充実性、大きい、硬い、表面的といった意味も含みます。陽の大本であり、さらには易の大本といえるでしょう。

戌亥《いぬい》（西北）の方位を指します。

①卦徳：剛健。たくましく健やかな状態。
②卦意：円満、健全など。
③身体：首、頭（首から上）、肺など。
④天候：快晴。寒いときであれば、冷え。
⑤物象：道（神と人を繋ぐ、修行の道）、金属（硬い、光る）、玉（円い、固い、艶がある）、寒、氷（気が凝縮する）、滑らか。丸い（天空は円い）、大きな河（天は広い）など。
⑥人象：天皇、父、大人、官吏、神、大統領、家主、団体の指導者、絶対者（頭《かしら》）など。

※右記のすべては、全陽という卦象から意味を展開したものです。占って乾の卦を得た場合、これらの特徴を把握して読み解くのが理想的です。ただし、絶対的な意味づけではなく、「硬いから天」と決めつけることはできません。

兌《だ》 ☱

正象は**沢**で、卦名は**兌**です。沢は山間の小さな水の流れや小川などを意味します。水の流れが塞がれた水溜まりの象、いわば水の象です。上爻が凹んでいるので、ものごとの凹みの象ともします。陽は積極性を表し、物の質でいえば「硬い」です。沢は弱い、壊れやすいという意味にもなります。全陽の乾の上爻（陽爻）が欠けているから、ものごとが壊れた（毀折《きせつ》）というわけです。兌は「よろこび」の意味です。上爻の陰爻を、口を開けて話す、笑う、あるいは口は穴と見なすため、穴にまつわる事柄も含みます。それを敷衍して口の作用とすれば、説の字になります。草木を茂らせ魚が泳ぐのが沢で、そこでは生き物が生きいきと悦ぶと考えると沢と兌は重なります。兌は「脱」の漢字に含まれるので「人の衣を開いてぬがす様子」と捉え、脱がす、抜き取るとも理解します。これは沢の毀折に重なります。

①卦徳：愉悦《ゆえつ》。下にあるべき陰が陽の上に乗って悦んでいるとし、子供が親の肩に乗って悦んでいる、と観ます。

②卦意：秘密（少女はものごとを秘める）や商売（商いは口を以てする）、娯楽（悦ぶ）、色情（口による媚態から）、毀折など。

③身体：口や舌、頬骨など。

④天候：雨が止んだ後、降りだしそうな曇り空など。

⑤物象：谷や溝、小川（凹みのある状態）、舗装道路（二陽爻の硬い道路）、廃棄物（壊れるという意味から）など。

⑥人象：陰の卦から女性、少女（乾の上爻が陰爻になった）、女優（人を悦ばせる女）、巫女（神に仕える少女）、友達（喜び親しむ）など。

離《り》 ☲

正象は**火**で、卦名は**離**です。

火は蝋燭の炎のように何かが燃えている様子を示しています。

中心の芯にある燃えるものから炎が出る様子を卦象に見立てています。

動かず静かな芯としての陰爻、揺れ動く炎としての陽爻です。

また炎は上方に昇る性質を持っています。それと同時に熱があり、周りを温めます。そして光を発する美しいものの代表です。

火は人間社会の言葉では離です。「はなれる」だけでなく、「つく（麗く）」、くっつく」という意味にも使います。

陰爻が上下の陽爻についていこうとする、あるいは二陽爻が一陰爻についていこうとする様子をいいます。

①卦徳：明智《めいち》。あらゆるものを照らし、明らかにする徳性です。
②卦意：明るく美しい、乾く、空しい（火そのものには実体がない）、戒め（火災の危険性）。
③身体：瞼《まぶた》（陰爻を眼球として、上下の陽爻が陰爻を挟んでいるから）、大きな腹（上の陽爻を季肋部、下の陽爻を腰骨としてそれに挟まれている）。
④天候：晴れ（明るい）や暑い（夏）など。
⑤物象：甕や瓶（中空）、兜や甲冑、コルセット（外側は陽爻で硬く中は人。陰爻で軟らかい）、装飾品（飾る）、文章全般（明らかにする）など。
⑥人象：陰の卦から女性。派手で明るいタイプ（火の象）で、中女（乾卦の中爻が陰爻になった）。

※陰の卦とは、三爻のうちの一爻が陰爻の卦象をいいます。この他に、巽（☴）、兌（☱）、坤（☷）があります。

震《しん》 ☳

正象は**雷**で、卦名は**震**です。

雷は積乱雲や大地とのあいだに生じる放電現象です。強くなると光となり、音を伴います。

この卦象は、下爻の陽爻が放電の尖端を、そして、それに中爻と上爻の二陰爻（雲）が続いている様子を表現しています。

陽爻が動を、対して陰爻が静を意味しています。敏捷さを表現します。

震は降雨と雷鳴で揺れ動く様子を意味します。振動するものを指し、人に不安感を与えるものです。雷に人間社会の震を充てたのは卓見でしょう。振動はものごとが苛立つ状態です。

二陰爻が、下爻の陽爻に押さえつけられて動けずに怒っているとも観ます。

①卦徳：奮動。奮い動く状態。

②卦意：決断（雷の動きより）、道（震は長男で、受け継ぐ）、声、音、響き（雷の音）、電光、電気（雷の光）、速力（雷の速さ）など。

③身体：脚（動く）など。

④天候：雷鳴。ただ、初爻の陽爻が二爻目、三爻目と徐々に増えて☳から☱に、やがて☰となる傾向にあり、いずれ天気は好転するとも理解する。地震もあり得る。

⑤物象：樹木、若竹、葦など（植物が上に伸びていく様子）、自動車の類（走るもの）。スピーカー（電気器具、音を出す楽器の類）など。

⑥人象：陽の卦から男性。天皇、君子、帝など（天に代わって民の上に立ち、政を行う）、公務員（国家に仕える万民の長）など。長男（☷の初爻が陽爻になったと理解して）。

巽《そん》 ☴

正象は**風**で、卦名は**巽**です。

生きていると、いつも感じるものが「風」です。二つの陽爻と一つの陰爻からなり、全体的には陰性の卦です。これを、陰爻が陽爻の下に伏入していると読みます。

伏入の意味を別の観方をすれば命令となります。命令は会社の上司や軍隊の隊長などが、話を部下に徹底させることですが、それは伏入させる意味でもあります

これに普段あまり使われない巽を充てます。

巽は方位で「辰巳《たつみ》（東南の方角）」として使われたり、人名で使われたりする程度ですが、遜に重ねて、謙遜とか柔軟にへりくだるという意味があります。

①卦徳：伏入。

②卦意：進退、不決断（風の往来）、巽順（直にしたがう）、臭い（臭いは風が運ぶ）、命令、話、風説、商い（飽きずに接客する）、長い物（風は長い）など。

③身体：股（二陽爻を胴体として、その下に陰爻があると観て）など。

④天候：風の象（いまは雨ではないが、いずれ雲が厚くなる）など。

⑤物象：樹木（根を深く張り伸びる様子）、柳（風には柳）、机（二陽爻を台と引出し、陰爻を脚と観る）など。

⑥人象：陰の卦から女性。僧、尼僧、牧師、聖職者（神に仕え神の言葉を伝える者一般）、長女（乾の初爻が陰爻になった）など。

坎《かん》 ☵

正象は**水**で、卦名は**坎**です。

水は、火と逆です。火は陰卦、水は陽卦です。

これを、一陽が二陰に包まれている、陥っていると観たり、陽が陰を切り裂いていると読んだりするのです。

どこにでも流れ、周りの状態に対応する陰的な性質を有する水は、一方で、水であることには決して変わらない面があります。

その不変な芯の強さを示しているのが、中爻の陽爻です。

水に坎が対応する理由は、この文字が「おちいる、ながれる、あな、つめたい」などの意味があるからです。

困難に陥ることも意味します。

①卦徳：陥険。水の流れは紆余曲折を経て海に注ぐが、途中に危険なできごとに陥ることが多い、日常で水に苦しめられることがある。

②卦意：伏蔵（二陰のなかに一陽が隠れている）、精神、心、思想（一陽の働き）、矯正（曲がったものを伸ばす）、眚災《せいさい》（人為的な災難）、孕む（一陽の胎児）など。

③身体：耳（穴が耳介で囲まれている）など。

④天候：雨や雪（水の象）。雲が立ち込め、いまにも雨が降りそうな気象。

⑤物象：溝、水晶、酒、空瓶・缶、弓など。

⑥人象：陽の卦から男性。法律家（一陽爻が二陰爻を正す）、盗賊（人に苦しみを与える）、中男（坤の二爻が陽爻に変じた）。

※陽の卦とは、三爻のうちの一爻が陽爻の卦象をいいます。この他に、震（☳）、艮（☶）、乾（☰）があります。

艮《ごん》 ☶

正象は**山**で、卦名は**艮**です。

山は大地の盛り上がりです。二本の陰爻を大地の続き、その上の陽爻を、それ以上大地が盛り上がらないように抑えていると観ます。動かず、静止しているものの代表です。

艮は止まって動かないことであり、止まる意味もあります。地上のあらゆるものは動いていますがいずれ止まり休息します。観方を変えれば、大から小までを含むのです。

艮は、目と匕《ひ》（匕首《あいくち》、小刀）からなり、小刀で入れた目の周りにいつまでも残る刺青のことです。

小刀で突き刺すように、視線を一点に集めることとして理解され、山に相応しく、一か所に止まっていつまでも取れない、剥がせないといった意味です。丑寅《うしとら》（東北）の方位を指します。

①卦徳：静止。山は動かないという意味から。
②卦意：毅然、崇高、頑固、退く（止まることは退くこと）、大きい、星（天空に止まる）など。
③身体：鼻（顔で一番高い所）、背中（手足に対して止まっている部位）、手や指（掴む、止める）、人体（一陽は首、二陰は胴体）など。
④天候：曇りであっても雨は降らない状況。雨続きであれば止む。
⑤物象：丘、門、ベッド、塀、垣根（大地の上に一陽の壁）、城（敵を止める）、墓（祖先の止まる所）など。
⑥人象：陽の卦から男性。若い、小さい男、子供（少男より）、賢人（徳を留めている）、獄吏《ごくり》（塞ぐ）、少男（坤の上爻が陽爻に変じた）。

坤《こん》 ☷

正象は**地**で、卦名は**坤**です。

地は大地です。陰爻を三本重ねて表現しています。積極性の有無が陰陽の基本的な違いなので、地は非常に消極的な性質を有すると理解できるでしょう。

消極的とは、受動的であり、柔順であり、控え目であり、保守的であり、空虚であり、裏面などを意味します。純陽に対して、純陰です。

坤は土偏に申と書きます。地面の下方にものごとが伸びる、上方には伸び悩むといった意味です。後ろ向きの行動というわけです。

人間社会において消極的、陰的な状況を意味するすべてのことを含みます。動的なものに対して、静的な意味をもつのです。

未申《ひつじさる》（西南）の方位を指します。

①卦徳：柔順。

②卦意：静か、厚い、虚（乾の充実に対し）、謙遜、丁寧、賤しい、疑う、ケチ、終わりがないなど。

③身体：腹、血や肉など。

④天候：曇り。長雨であれば好転して晴れ。

⑤物象：袋、衣裳、織物、鍋や釜（物を入れたり、隠したりするもの）、土、田畑（植物を養うもの）、穀物、文章（人の考えを織りなすもの。昔は文章を布に書いたから）など。形あるものすべて。

⑥人象：母、皇后、妻、老婦、農民、小人、我（自分）。

第三章　第二部

八卦から大成卦まで

八卦以降の陰陽の発展

『易経』では八卦の成り立ちまでしか説明していませんが、その後も、第四段階、第五段階と陰陽の発展は繰り返されます。その第六段階目を特に大成卦とします。全部で六四個あるため、六十四卦や大成六十四卦とも呼びます。この後も陰陽の発展は第七段階、第八段階……と続いていくのですが、「大成卦で宇宙のほとんどは判断できる」として、ここでひとまず完成とします。

大成卦の卦象は、六つの画象からなります（例えば「水火既済《すいかきせい》（䷾）」）。この一本いっぽんの画象を爻と呼ぶので、六爻からなるとも言い換えられます。下から初爻、二爻、三爻、四爻、五爻、上爻です。陰爻であれば六《りく》、陽爻であれば九《きゅう》の字を各爻の頭に付けて、「九二」や「六二」ともいいます。初爻と上爻は、初六・初九、上六・上九ともいいます。ものごとを占うとき、この大成卦をどう読み解くかが求められます。

占いとは

占うことを「易を立てる」といい、占いの目的を占的《せんてき》といいます。占うとは、占的に対して「答えていただきたい」と宇宙に向かって願う行為です。五感で感じられない世界の力によって行われる行為なのです。精気が、大成卦というシンボルとして可視化されるのです。占的がないのに大成卦をみてもあまり意味がありません。もちろん、卦辞などは人生訓のようなものなので、読み物として滋味深いものではありますが、あくまでも卦象を読み解くための一例です。

実際に占ってみる　その①　硬貨を使う方法

易の発想を体得するために、占いを実践してみてください。占いの方法には、略筮法《りゃくぜいほう》や本筮法《ほんぜいほう》（や中筮法《ちゅうぜいほう》）がありますが、本書では一番簡単な略筮法（正称は三変筮法）を紹介します。本来なら筮竹を使うのですが、硬貨や本の頁でもできます。

硬貨を使う方法は、十円硬貨五枚と百円硬貨一枚を用意し、表を陽、裏を陰などと決めておきます。この六枚が大成卦の六爻になります。百円硬貨は変爻を意味します（変爻は後述）。六枚を両手に入れ、目をつむり占的を念じ硬貨をよく混ぜます。混ぜ終わったら、目をつむったまま硬貨を一枚ずつ取り出し下から上に並べます。最初の硬貨が初爻、次が二爻、三爻、四爻、五爻、上爻です。硬貨の表裏から陰陽を判断し、一つの大成卦を導きます。下から裏・表・表・表・裏・表となっているなら、「火風鼎（䷱）」という結果になります。二枚目に百円硬貨が出たなら、九二が変爻を示し、之卦は「火山旅（䷷）」となります（之卦は後述）。

実際に占ってみる　その②　本の頁を使う方法

次に、本の頁を使う方法を紹介します。まず、辞書など厚い本を用意してください。心を落ち着かせて占的を念じ、頃合いを見計らって無作為に本を開きます。右か左の頁数を八で割って余りを出します。その余りの数で、八卦の陰陽を割り出します。八卦の数字は、1乾（陽）・2兌（陰）・3離（陰）・4震（陽）・5巽（陰）・6坎（陽）・7艮（陽）・8坤（陰）です。それを初爻から六回繰り返して一つの大成卦を導きます。最後に、もう一度本を開き、同じ側の頁数を六で割り、得た数字を変爻とします。略筮法では、必ずこの変爻が一爻あるのが特徴です。

さて、各爻には一つひとつ意味があります。それを読み解くための視点を四つまとめてみます。

爻の意味　その①　時間の経過

爻の並びは時間の経過を示します。一番下の初爻から上爻へと時間が経過していきます。あるいは、初爻が最も未熟で、徐々に成熟していく過程と観たり、ものごとが下から始まって順に上に進んでいくとも観ます。

爻の意味　その②　内卦と外卦

六本ある画象を上下の小成卦で区切ることもあります。それが、内卦と外卦という区別です。「水火既済（䷾）」でいえば、☵が外卦で、☲が内卦です。これらも時間の経過を表しています。ものごとは内卦の小成卦から始まり、外卦に向かって成熟し展開していくと観るのです。

「内」と「外」という文字をそのまま受け取れば、内卦はものごとの内面、外卦は外面と解釈できます。人の性格を占うとき、内卦で内面の性格を、外卦で外見を知るという具合です。交渉事で、自分を内卦とし相手を外卦とするとか、二階建ての家の下を内卦、二階を外卦と観るというようにも応用できます。基本的には、ものごとを二面で捉えて、それに内卦・外卦を当てはめるわけです。

爻の意味　その③　小成卦の爻

大成卦は二つの小成卦から構成されます。この小成卦の三爻を、下から初爻（下爻）、中爻、上爻と呼びます。初爻は初期段階や未熟さを示す「不及《ふきゅう》（及ばないこと）」、中爻は安定や能力のある様子を示す「中庸《ちゅうよう》（ほどよいこと）」、上爻は過ぎた様子を示す「過《か》（物事の過ぎたこと）」を意味します。つまり、大成卦には内卦、外卦それぞれに中庸、過、不及があるわけです。初爻と四爻を「不及爻」、二爻と五爻を「中庸爻」、三爻と上爻を「過爻」と捉えます。このうち、中庸爻は安定といった意味で、会社などの組織では社長、人でいえば非常に優れた者を指します。

爻の意味　その④　三才観

易の基本的な宇宙観を示すのが三才観です。「才」とはもともと材に通じる言葉で、才能や才質のことです。三才とは天・人・地（一般に天地人という）を指します。この天人地が、小成卦や大成卦の爻の構成にも反映されているのです。つまり小成卦の上爻を天とし、中爻を人、初爻を地とします。さらに天人地にはそれぞれ陰陽があるとして、全体を六画象としたのです。三才観は、このように宇宙を大きく天・人・地の三才として捉えて卦象に投影したものなのです。

『易経』の説卦伝に「天の道を立つ、いわく陰と陽、地の道を立つ、いわく柔と剛、人の道を立つ、いわく仁と義」という一文があります。天の法則は陰陽、地の法則は柔剛、人の法則は仁義に従うということで、ここに、天人地が同一の法則に従う「天人合一」の考え方の基礎が示されています。これは東洋医術の「原典」の一つである『素問』などにも受け継がれています。

『素問』の第三篇は「人の生命は天を通して成り立っている、天の動きに応じている」という主旨の「生気通天論」です。同じく第一篇の「上古天真論」に次のような一文があります。

「女子は一四歳にして天癸《てんき》が至る、（中略）、四九歳で天癸は尽きる」

「男子は一六歳にして天癸が至る、（中略）、五六歳にして天癸は尽きる」

天癸とは天からの水という意味で、具体的には女性の月経、男性の精液のこと。天癸は天の力によるもので、人の生命力は天と一体であるということです。

大雑把ではありますが、以上が大成卦の爻に込められた意味です。初爻から六爻までの各爻位の意味について、さらに細かく観ていきます。

爻の意味をさらに掘り下げてみる　その①　陰陽の定位

大成卦の六爻位は、天・人・地それぞれに陰陽があるとみて、初爻・二爻は地の陽・陰、三爻・四爻は人の陽・陰、五爻・上爻は天の陽・陰とします。つまり奇数爻は陽、偶数爻は陰となります。一と三と五の三つの奇数を天の爻としこれを参天といいます。また二と四の二つの偶数を地の爻として両地といい、合わせて参天両地《さんてんりょうち》とし大成卦の陰陽の定位とします。天は奇数で地は偶数ということは、かなり早くから知られていたようです。

一と三と五を足した九を陽数、二と四を足した六を陰数とするのも、参天両地によります。以上のことは、占って得た卦の陰陽が参天両地の陰陽の定位と合っているか否かで、その爻の意味が変わることを示します。卦象を参天両地で区分すると、次のようになります。

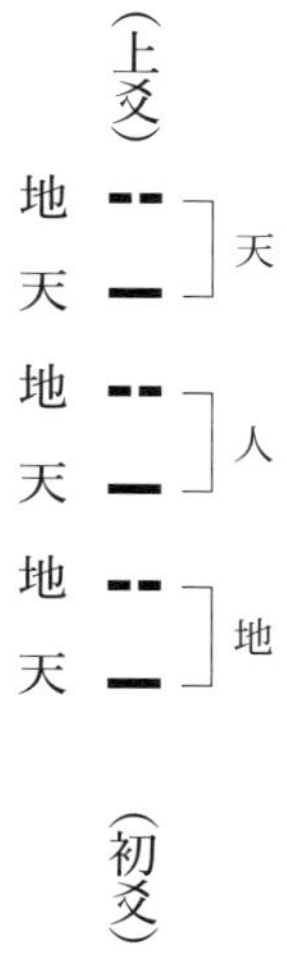

これは「水火既済（䷾）」の卦象ですが、初爻から上爻に向かって、陰と陽の爻が交互に交わっている様子がわかります。これは例外的な卦象で、他の六三の卦では、どこかの爻位に何

らかの陰陽の乱れがあります。すべてが陽の爻で構成される「乾為天（䷀）」と、すべてが陰の爻で構成される「坤為地（䷁）」の二卦は、陰陽が極端に偏っている卦象です。

爻の意味をさらに掘り下げてみる　その②　正・不正

陽位が陽爻か陰位が陰爻の場合を「正」とし、陽位が陰爻か陰位が陽爻の場合を「不正」とします。つまり、初・三・五爻が陽爻あるいは二・四・上爻が陰爻の場合を正、初・三・五爻が陰爻あるいは二・四・上爻が陽爻の場合が不正です。

正　：初九、六二、九三、六四、九五、上六

不正：初六、九二、六三、九四、六五、上九

占った結果の判断基準の一つで、原則として正は良い印（吉）、不正は良くない印（凶）と理解します。このことは爻辞を補足説明する象伝に頻出します。例えば「天水訟《てんすいしょう》（䷅）」の九五の象伝では「九五。訟元吉、以中正也（天水訟が大いに吉なのは、中、正だからである）」とあります。九五の位は中庸、また陽位で陽爻なので正ということが強調されています。対照的に「天沢履《てんたくり》（䷉）」の六三の象伝では、「六三。咥人之凶、位、不當也（人を咥《くら》うの凶は、位、

当らざればなり)」とあります。六三が陽位で陰爻なので、位不当、つまり不正というわけです。

爻の意味をさらに掘り下げてみる　その③　中庸

易では中庸を重要視します。中庸とは偏らない、相手を侵さないことを意味し、高い徳のある性質と見なされています。卦象では、二爻と五爻を中庸爻とします。なかでも、二爻が陰爻(六二)、五爻が陽爻(九五)の場合は、陰位で陰爻、陽位で陽爻なので、定位のなかでも特に重視します。爻辞でも非常に安定した意味合いで表現されています。爻の性質として、この中庸爻が最良で、その次が前述の正です。また、中庸の爻でも、外卦にある九五のほうが徳が高いとされています。外卦が社会と接することを意味するためです。

さて、次からは各爻の位置関係について述べていきます。

爻の位置　その①　応・不応

内卦と外卦は、それぞれの不及爻、中庸爻、過爻の陰陽が応じ合っているかどうかを観ます。応じ合うとは陰陽が互いに助け合うか引き合う関係にあることを指します。易では、ものごとは、互いに応じ合うときに安定し、大きな力を発揮すると考えています。仕事や好みといった相手との関係を判断するときによく使われる指標です。

二爻の関係が、陰爻と陽爻のように陰陽関係であれば応じているとして「応」とします。陽爻同士や陰爻同士であれば、反発する関係で応じ合っていないとして「不応」とします。

応	不及爻	六四（⚋）―（⚊）初九	九四（⚊）―（⚋）初六
	中庸爻	六五（⚋）―（⚊）九二	九五（⚊）―（⚋）六二
	過　爻	上六（⚋）―（⚊）九三	上九（⚊）―（⚋）六三
不応	不及爻	六四（⚋）―（⚋）初六	九四（⚊）―（⚊）初九
	中庸爻	六五（⚋）―（⚋）六二	九五（⚊）―（⚊）九二
	過　爻	上六（⚋）―（⚋）六三	上九（⚊）―（⚊）九三

爻の位置　その②　比、承、乗

初爻と二爻のように、上下に隣り合う爻の関係について、陰陽の関係にあれば「比」とし、陰同士、陽同士なら「不比」とします。ただし、比には二種類あります。上が陽爻で下が陰爻が「承」、それとは反対に、上が陰爻で下が陽爻が「乗」です。「地風升《ちふうしょう》（䷭）」でいえば、初六と九二、九三と六四は比している、その他は比していないと観ます。このうち、陽爻の九二は初六の上にあるので承、陰爻の六四は九三が陽爻なので、乗とします。「比す」とは陰陽の関係がうまくいっていることを意味します。例えば男女関係では、承なら男性が主である状況で、乗なら女性が主である状況です。一般的に承を主として、乗より好ましいと捉えます。

爻の位置　その③　互卦

大成卦の「五爻・四爻・三爻」と、「四爻・三爻・二爻」を組み合わせてできる卦を互卦（あるいは約象や五体）とします。「地風升（䷭）」を例にすると「五爻・四爻・三爻」は「⚋・⚋・⚊」で、「四爻・三爻・二爻」は「⚋・⚊・⚊」です。「五・四・三爻」を外卦とし、「四・三・二爻」を内卦とすると、新たに「雷沢帰妹《らいたくきまい》（䷵）」という大成卦ができます。「地風升」が「雷沢帰妹」を包容しているのです。ある占的について「地風升」が得られた場合、「雷沢帰妹」の卦象を加味したり、時間が過ぎると「雷沢帰妹」になったりするというように観ます。

爻の位置　その④　主爻

その卦象の意味を代表する爻を「主爻」と呼びます。占的の意図を強く支える意味があります。小成卦と大成卦それぞれに主爻があります。まず小成卦から説明します。乾と坤では、中爻を主爻とします。他の爻は、三爻のなかで陰か陽の爻が一つだけのものを主爻とします。☳、☵、☶では陽爻が主爻、☱、☲、☴では陰爻が主爻というわけです。

大成卦の主爻には、定卦主と成卦主の二つがあります。定卦主は、六爻のなかで一番性質が良く、時と位を得ている爻を指し、ほとんどの場合五爻です。成卦主は、卦の意味やその成り立ちに関係する爻です。成卦主は判断が難しいのですが、次に例を挙げます。

「水雷屯（䷂）」の初九は、陽爻で陽位なので位は正しい。生みの苦しみを意味する屯卦の最も重要な爻なので、成卦主です。

「山水蒙（䷃）」の九二は、下卦のなかにあり中庸の徳をもつ。蒙は幼くてまだ道理を弁えない子ども（童蒙）を意味します。九二は陰位で陽爻ですが、六五と応じて蒙を啓発する力のある爻なので、成卦主とします。

重卦の場合は、次のように判断します。

「乾為天（䷀）」は、九五が定卦主であり成卦主（すべてを司る者の位）。

「兌為沢（䷹）」は、上六が成卦主。

「離為火（䷝）」は、六二が成卦主。

「震為雷（䷲）」は、初九が成卦主。

「巽為風（䷸）」は、初六が成卦主。

「坎為水（䷜）」は、九五が成卦主。

「艮為山（䷳）」は、上九が成卦主。

「坤為地（䷁）」は、六二が成卦主、六五が定卦主（六二は柔順、六五は司る者の位）。

爻の位置　その⑤　変爻

占って得た大成卦を本卦といい、それから派生する卦象を之卦《しか》といいます。なぜ派生する卦象まで加味するのかといえば、陰気は極まれば陽になり、陽気は極まれば陰になるという、時間の経過を含む陰陽の特徴を採り入れているからです。本卦を得ても、いつまでもその状態に留まらないというわけです。変爻は、本卦に乾爻か坤爻があれば陰陽を逆にする（変じる）ことを指します。これは、本筮法（各爻の陰陽を四象で導き出し大成卦を求める筮法）や中筮法（各爻を八卦で導き出し大成卦を求める筮法）といった占いで行います。略筮法では、本卦を出すときに変爻が示されます。そうしてできた新しい大成卦が之卦です。

占例

以下に実際に占って得た卦を一例挙げて、その読み方について説明します。

来春大学受験の知人の高校生から、「推薦入学の学内選考があるが、K大学とJ大学のどちらを選んだらよいか」との相談。このような場合は、両者それぞれを占ったほうがわかりやすい。

略筮法で占った結果

K大学：地天泰（䷊）。変爻は九二、之卦は地火明夷（䷣）。

J大学：山雷頤（䷚）。変爻は上九、之卦は地雷復（䷗）。

解説

K大学：地天泰の九二は中庸爻であるが、上下の爻と比せず苦労がある。また応爻の六五は中庸爻でも陰爻なので、九二を引き立てる力が弱い。之卦は地火明夷となり、明夷という卦象は将来の不安を示す。

J大学：山雷頤の上九は六五と承比の関係であり、それ以下の爻からも頼りにされる陽爻である。さらに艮の上爻なので頼られても私心がなく吉である。互卦に坤為地（䷁）があり、学問に関する卦象であることを暗示する。之卦は地雷復なので、これから伸びていく力を象徴する。

この結果から「J大学を志望して間違いない」と伝え、その後の経過も順調である。

占例問答

——受験の成否と入学後の良し悪し、どちらに重点をおいて占ったのでしょうか。

これは学内選考に合格するかどうか、が占的です。

――進学先の候補が漠然としている時は、どうやって占ったらいいでしょうか。

その場合は「候補」が占的になり、『どのような候補がよいか』となるでしょう。

――なぜ略筮法を使ったのですか。手順が省略されている分、的中率が下がらないのでしょうか。

略筮法だから的中率が低いというのは誤解で、本筮法でも操作の永い時間に耐える集中力がなければ結果は不安定です。筮占には、占的に対する集中力が大切です。

――本人（対象の高校生）か易を知る人（先生）では、どちらが当たりやすいですか。

本人が立卦（易を立てて大成卦を導き出すこと）をすればどうしても自分に都合のよい結果を期待するもので、その誘惑を払拭できないでしょう。ましてや、易を知らない人が立卦することではありません。また易は単にことが吉か凶かをみるものでもありません。立卦をするときは、結果に拘らない中立性が求められます。

――なぜどちらも卦辞を判断材料にしていないのですか。

卦辞は卦象判断の一例で、絶対的なものではなく参考程度のものです。必要なのは陰陽爻の位置関係です。参考までに卦辞を挙げます。

地天泰の卦辞：陰は外卦に出て行き、陽は内卦に入り込むような気の流れで、天地がよく交わっている。正常である。

山雷頤の卦辞：口に入れるものが安全かどうかを確認すれば吉である。

両者の卦辞を比べると地天泰のほうが良い卦のように思えますが、物事は最初に良い状態のものは慎重にするのが原則で、その点を加味すると、山雷頤のほうが意義深いと解釈できます。

――本卦の名前は参考にしないのでしょうか。頤は顎なのでともかく、泰は万事良さそうです。

地天泰は安泰、山雷頤は養うが卦名の意味ですが、本書の意図が卦象を理解することにあるので、名前については踏み込まないことにしました。第四章の地天泰（一八〇頁）と山雷頤（一七〇頁）の説明を参照してください。

――なぜK大学の互卦は検討しないのでしょうか。

地天泰の互卦は雷沢帰妹（䷵）で、この場合、言うまでもなく良くない卦だからです。他意はありません。帰妹卦を参照してください。

――どちらの場合でも、陰爻より陽爻の変爻のほうが良い、という判断でしょうか。

一概に言えないことです。どちらも変爻が陽爻だったのは偶然です。

――変爻と応・比など他の爻との関係は、本人と周り（大学の教師陣や学友など）に見立てているのですか。それとも抽象的なものであり、勢いの表れですか。

将来具体的に誰と応じるか比すかということは、本卦では想像の域を出ないことです。この場合の応比は、人との出会いの可能性を強調していると見なします。

――J大学は上爻で先がないので、K大学の二爻の方が将来性があるのではないでしょうか。

K大学では雷天大壮（䷡）→沢天夬（䷪）→乾為天（䷀）と進むのではないかとの質問ですが、この経過は非常に不安定なことを暗示するもので、いただけません。

その点J大学の場合は、上爻まで事が進んできたということを表すもので、安定性を示しています。

――K大学を選んでいたらどうなっていたと考えられますか？

推薦の選考から外れ、一般の大学入試を受ける苦労があり、結果も不確かと考えられます。雷沢帰妹（䷵）がそれを表しているようです。帰妹卦は、下卦の兌が雲となり上卦の雷を動かす、つまり陰に誘われて陽が動くとみるからです。

――「その後の経過も順調」とは受験・大学生活のどちらのことですか。

選考の結果が合格ということは、その後の大学生活も順調なことも含まれます。

第四章

大成卦を読む

凡例

1……一般に大成卦の説明は、「序卦伝」の順序に従っていますが、ここでは八卦に重点を置いて、小成八卦の先天図の順序で陰陽関係を確認します。

2……(1)卦名、(2)卦象、(3)卦辞、(4)卦の応用に分けて説明しています。

3……爻辞については、『鍼灸治療のための易経入門』(緑書房)に詳細があります。

4……(4)卦の応用は卦辞の現代版です。大成卦の理解の助けとしてください。

5……卦辞と爻辞の原文についても前掲書を参照してください。

大成卦一覧表

	天 ☰	沢 ☱	火 ☲	雷 ☳	風 ☴	水 ☵	山 ☶	地 ☷
乾＝天 ☰	乾為天	沢天夬	火天大有	雷天大壮	風天小畜	水天需	山天大畜	地天泰
兌＝沢 ☱	天沢履	兌為沢	火沢睽	雷沢帰妹	風沢中孚	水沢節	山沢損	地沢臨
離＝火 ☲	天火同人	沢火革	離為火	雷火豊	風火家人	水火既済	山火賁	地火明夷
震＝雷 ☳	天雷无妄	沢雷随	火雷噬嗑	震為雷	風雷益	水雷屯	山雷頤	地雷復
巽＝風 ☴	天風姤	沢風大過	火風鼎	雷風恒	巽為風	水風井	山風蠱	地風升
坎＝水 ☵	天水訟	沢水困	火水未済	雷水解	風水渙	坎為水	山水蒙	地水師
艮＝山 ☶	天山遯	沢山咸	火山旅	雷山小過	風山漸	水山蹇	艮為山	地山謙
坤＝地 ☷	天地否	沢地萃	火地晋	雷地豫	風地観	水地比	山地剥	坤為地

乾為天《けんいてん》 ䷀

広大で正しいの象

⑴卦名

乾は大成卦の最初の卦であり、他の六十三卦はすべて乾為天の変化したものです。

⑵卦象

乾の六爻が全部陽爻なので純陽といい、小成卦の乾を重ねて陽の意味を教えようとしています。天は純陽だから太極とみることもでき、精気であり元気です。太極の内容はすべて乾の卦に重なります。

⑶卦辞

「元亨利貞」。これには二通りの読み方があります。

一つは、「元《おおい》に亨《とお》る、貞《ただしき》に利《よろ》し」と訓読するもの。意味は「大いに通る、しっかりと正しいことを守っていくのがよい」となります。

二つ目は音読して、元《げん》はものごとの始まり、亨《こう》はそれが盛んに伸びていく様子、利《り》は伸びきって締まっていく様子、貞《てい》はさらに締まって固くなっている状態とみるものです。道徳の仁義礼智や、一年の春夏秋冬の四季に当てはめられます。地上や天空の区別なく、宇宙は「天」に始まります。本卦は十二消長卦の一つで、新暦五月の卦です。

⑷卦の応用：天からすべてが始まる

興味深いことに、ほとんどの『易経』文献が最初に乾為天、次に坤為地を置いています。「この宇宙のあらゆることは天から始まる」あるいは「天と地の交わりから始まる」ことを暗に示していると理解できます。

このように『易経』は天に焦点を置いていますが、天がすべての物の始まりであるとすれば、地球上ですべての物は太陽に始まるため、天は太陽です。太陽がなければ地球も存在しないし、地上のあらゆる生物は存在しないからです。

その太陽は宇宙に由来します。だから宇宙空間は太陽よりさらに根元的で、その空間を満たすダークエネルギーは太陽を生み出した太極ともいえます。

『易経』の発想では、その太極から陰陽、四象、八卦を経て大成卦が生じるとします。これらは天の象、または天の色々な形と見なすこともできます。このことはあらゆる存在物は天に帰することを示していることになります。

つまり宇宙、天、太極、太陽などは一体とみてよいのです。

また人という生命体を小宇宙といいますが、これも天といえます。

それを機能させるのは生命で、これは大宇宙のダークエネルギーに対する小宇宙のエネルギーともいえるでしょう。

天沢履《てんたくり》　䷉

礼を履むの象

⑴卦名

履は低いところにある沢のような小さな気が、一番高い天のような大きな気に後からついていく様子をいいます。履は「踏む」と読み、礼を踏むことです。小さな者が大きな者に対処したり、自分の力を超えた何か大きなことをしようとするには、礼を踏んだり大きな者についていくのが基本であるといいます。

⑵卦象

上卦の乾卦の天は大きくて力があって徳のあることを表し、下卦の兌卦の沢は小さくて力のないことを表します。あるいは力のない者が大きなことをしようとしている様子などとみます。兌卦はリラックスであり、事を行うにあたり緊張しないことです。本卦は一陰五陽卦です。

⑶卦辞

「虎の尾を踏んでも、食われない」とあり、天を虎とし礼を踏んでいけば大きな事業や困難な事を成し遂げることができるといいます。礼は上古の時代から尊ばれていたもので、孔子が体系化しました。現代では、人間関係を円滑にするために守るべき社会生活上の約束事です。

⑷卦の応用：礼儀

人は、社会に出れば必ず先輩がいて、その人たちから教わりながら成長するものです。そのとき、先輩は乾・天のようであり、自分は兌・沢のようです。

鍼灸の世界でも、まず専門学校で鍼灸の基礎を教わり国家資格を取り、いざ治療に当たります。なかでも東洋思想の基礎を習得するのは大変で、それに精通した先輩から教わるのが良い方法です。『易経』も含めて思想系の書物は人生経験が乏しいと文字の理解能力に限界があるからです。最も難しいことは、精気または太極という五感で感じられない世界を、色々な現象のなかに見いだす訓練です。次に困難なことは、太極から生まれた陰陽の観方を身の回りの現象に当てはめ、それらの意味を理解することです。色々な現象の表面は陰か陽ですが、その裏には陰陽現象が複雑に重なっているからです。さらに困難なことは、そのような現象を東洋医術である鍼灸の治療に応用することです。

これらのことを学ぶには、まずは先輩に礼を尽くして教えを乞うことになります。

履卦は、第三爻の六三だけが陰爻という一陰五陽卦です。この一陰を自分とすれば、他の五陽は先輩諸氏となります。特に六三は上九と応じているため、上爻との関係は深いです。自分を六三と見立て、さて上爻は誰かと自問するのも楽しいでしょう。礼を踏むことは、小者の忘れてはいけないことです。

天《てん》火《か》同人《どうじん》 ䷌

二人で物を分けるの象

⑴卦名

火（離）を太陽とみれば、太陽はいつも天（乾）から離れず一緒に運行しているので、これを人に例えて本卦を同人といいます。

⑵卦象

下卦・離卦の火は下から上に昇る性質をもつため、上に昇って上卦・乾卦の天と一緒になることを示しています。本卦は一つの陰爻と五つの陽爻からなる一陰五陽卦なので、陰爻を求めて陽爻が集まる形象と読めます。

⑶卦辞

同人は、同じ志をもつ人同士が一緒になり協同して事に当たることを示します。

それは家族単位であったり、会社のような大きな団体同士であったりもします。ただそのとき、野原のように見渡せて隠し事がなく、ガラス張りで公明正大であることが大切です。

人は生後、家を出て社会人となり他人と交わります。何事も、手を取り合って前に進む気持ちが大切です。

最後には淡々と自分の生き方を貫くのがよろしい。

(4)卦の応用：同人

世に同人誌というものがありますが、これは一種の雑誌で、主義や主張を同じくする人たちが共同で編集、発行などをするものをいいます。鍼灸の世界でも似たような事があり、それは一般には派といわれ、特定の治療方式や治療理念を学ぼうとしたり臨床に生かそうとしたりする人の集まりです。ここで治療理念とは治療に対する基本的な考え方をいいますが、その内容は大きく分けて、現代医学的な発想と東洋思想に基づくものとがあります。

現代医学的な発想に基づくものは科学的でわかりやすいですが、東洋思想を背景にするものは、まず東洋思想が何なのかの定義もなく、それによって色々な派が生まれる可能性があります。何をもって東洋思想というかは人それぞれですが、古代中国の発想を基にするのであれば、少なくとも気と陰陽という概念は必要です。

気と陰陽のどちらも鍼灸の最古の書物である『素問』に始まったものではなく、そのルーツは意外なことに甲骨文字までさかのぼります。甲骨文字については第一章で触れましたが、特に筮トの結果を表した六つの数字は、偶数と奇数に陰陽の概念を暗示させるもので特記すべきことです。またその数字は神託なので、見えない神の意図を数字化したものとみれば、ここに気の発想もうかがえます。

ものごとはルーツに近いほど、互いの共通性は高まり同人は広がるのです。

天雷无妄《てんらいむぼう》 ䷘

嘘偽りのない行動の象

(1)卦名

妄は女性に心を惑わされて我を忘れた振る舞いをすること。

だから无（無）妄とは妄がないこと、そのような振る舞いをしないことです。

无とは、ないこと。人々の生活のなかで妄という振る舞いは本来ではないし、あるべきではありません。だから无妄は妄と反対の態度のことで、誠実で真実なことをいいます。

(2)卦象

上卦に乾卦の天があり、下卦に震卦の動く卦である雷を置いて、天の道に添って動くことを示します。

(3)卦辞

乾為天と同じで「元亨利貞」です。天の動きに従っていれば間違いがなく、それは人との交わりでいえば、嘘偽《うそいつわ》りのない行いをすることに相当します。

あるいは願い求めることがなく、私心がなく、ものごとを期待しないことをいいます。

このように無心の境地になれば、無駄な争いを避けられます。

人生は嘘偽りのないのが本来であり、争いは嘘偽りから始まります。

⑷卦の応用：治療の実体

鍼灸の臨床で誰もが心することは、患者の訴えを何とか解消したいという気持ちです。臨床家であれば、これに嘘偽りはないでしょう。

しかしなかなか思うように事が運ばず思うように治せないことがあることも、誰もが経験しています。反対に、思いがけず予期しない良い結果が得られることも、経験しているはずです。

このような事柄を理解するには、无妄の観方が適しています。无妄が教えることは、人を治療するときに治そうとして焦ってはいけない、治そうとして理論を先行させてはいけない、治そうとして患部に目を奪われ病気の実体を見失ってはいけないということです。科学的な理論に惑わされて、患者の自然な病状を読めなくなってはいけないということです。

患者の訴えは現象であり、さらにいえば患者自体が象《しょう》（かたち）なのです。例えば膝の痛みは、精気の弱りが痛みという象となって出ているとみます。

それが長い間続くと、膝痛は重症化します。それでも象であることに変わりはない。膝の痛みにこだわって実体を見失わないことが大切です。

ここで実体とは太極であり精気です。精気に従った治療こそ天の道に従ったものとなります。

患部にとらわれて実体を見失わないようにする。これは重い症状でも同じことなのです。

天風姤《てんぷうこう》 ䷫

思いがけない出会いの象

⑴卦名

姤は遇うことで、陰と陽が思いがけずに遇うことをいいます。邂逅《かいこう》です。

遇うとは、乾為天の状況が続いていたのに、思いがけず陰が初爻に現れたことを指し、その現れ方が予期しないことであるということです。

⑵卦象

全陽の乾為天に陰（初六）が下のほうに現れ、それが徐々に力を増して陽を圧迫するようになることを示しています。上卦の乾卦は全陽で男、下卦の巽卦を長女とみれば、女が男を圧すと読めます。この場合、初六の勢いが最も強いといえます。

⑶卦辞

「初爻のような強い女と結婚してはいけない」としますが、「初爻のような陰と一緒になってはいけない」という解釈が本来でしょう。この陰は、五陽とわたり合う強い一陰です。

本卦は一陰五陽卦です。また十二消長卦の一つで、新暦六月、夏至の卦です。ここでは同じ一陰でも初爻ということに重点を置いて、五つの陽と均衡がとれるほど強いとみています。

⑷卦の応用：患者数

治療家にとって患者との出会いはいつも邂逅であり、予期しない出会いです。この出会いを陰陽でみると、治療家は治療院にいるから陰であり、訪れる患者は陽となります。陽は次から次へと現れて治療を求めるでしょう。治療家は心身に悩みを抱える患者をリードする立場にあり、表情は柔和であっても心は強いことが望まれます。

ご主人が心臓病になりこれまでの生活が乱され、将来の不安と現在の日常が落ち着かなくなって、うつ病になった六〇代の女性がいます。幸いなことに治療を受けて、徐々に自分を取り戻しました。このような例は、臨床家であれば経験することです。

治療家は誰でも、鍼灸の資格を取得した頃は臨床経験も浅く、患者の悩みを理解する力に乏しいのですが、徐々に経験を積んで精神力の強い臨床家になります。

たくさんの患者に出会い経験を積むことは、様々な病状に対処する力がついてくることです。この力は卦象でいう陰の力です。また初爻を一人の治療家とすれば、徐々にその数が増えていくことが望ましい。治療家は一人ですべてを行うことには無理があり、治療についての情報を共有する仲間が多いほうがよい。やがては団体になり陰の力をさらに発揮できるようになります。

下卦の巽・風が、最初微風であったものがだんだんに強くなり、いずれ物を生み出す力を発揮するまでになるのです。

天水訟《てんすいしょう》

正しいことを公に訴えるの象

⑴卦名

訟は争うこと。上卦の天はあくまでも高く、下卦の水はどこまでも低くあるので、両者の志が違い、互いに交わらないことを示します。訟の争いは公の場所で言い分を明らかにすることで、裁判を意味します。

⑵卦象

上卦の乾卦は強く剛の性質で上に存在し、下卦の坎卦は険しい性質で下にいて上をうかがう。もし乾が強く出れば、坎と争いになります。卦のあり方は、下卦は自分であり、上卦が相手や社会、環境などです。

⑶卦辞

「訟は自分が正しいと思うことが通らないときに起こすことだが、最後まで自分を貫いてはいけない」といいます。

しかし訴訟は欲の正当性を訴えることで、必要な行為です。正しいこととは、正義だけではなく様々な欲望といってもよいでしょう。人には飲食にはじまり、利益、権力、名誉欲があり、それが満たされないとき、争いが起こります。

⑷卦の応用：争い

一人の人について、その外面が乾卦で強く、内面も坎卦で険しい性質であれば、他人と争いやすい性格です。また二人の間においても、一方が強く、相手も険しい性格であれば、争いが起こります。人は社会に出て二つのことで悩みます。一つはどうすれば他者に認められるか。もう一つは様々な欲を満足させたい、ということです。これらが叶えられないと争いになり、ときに訴訟になります。しかし争う力が弱いと、人はうつ病になりやすい。平成一四年、日本人のうつ病の有病率（病気にかかっている人の割合）は六・五％でした。さらに一五人に一人が、生涯に一度はうつ病にかかる可能性があるといいます（厚生労働省）。

人の身体は外力（外卦）から身を守るようにできています。外力とは寒気や熱気、低気圧や強風、多湿のような環境であったり、事故や暴力であったり、人間関係によるストレスなどです。これらはどれも、強い力で人に迫ってきます。

そこでそれらに負けないように、懐炉のような保護器具を使ったり、ストレッチをして筋力をつけたり、栄養食品やサプリメント等などを取り入れたりして、肉体を強くしようとします。

しかしこれらは卦象でみれば乾卦を強めることであり、強い冷えを示す坎卦との距離がかえって広がることになり、逆効果です。

この場合、身体の芯が温まるような根元的な治療で坎の力を強めることが必要になります。

天山遯《てんざんとん》 ䷠

退いて安定の象

(1)卦名

遯は退くこと。表から姿を隠し、隠れること、隠遁です。

下卦の二つの陰爻が勢いを増していずれ三つとなり四つとなり、四つの陽爻はその勢いに押されて三つ、二つと数を減らして逃げる様子です。これはものごとの衰退する様子ともいえます。

(2)卦象

下卦が艮卦で山、上卦が乾卦で天です。これは山の上に天がある景色で、山がどれほど高くても限りがあって天には到底及ばず、天は遥かに山から退いているようにみえます。

(3)卦辞

「小さいことであれば、やってもうまくいく」といいます。むしろ小さいことから始めるのがよいといいます。

前に進まない、あるいは退くことで安定を得ます。退くことで安定を得るとは、先見の明があることであり、これができれば君主です。力のない小人は、そのような君主に仕えることで利益を得ます。本卦は十二消長卦の一つで、新暦七月の卦。一一月の坤卦に向かって陰爻が力を増していく途中です。

⑷卦の応用：発熱

遯卦を例えれば、力の弱い大衆がどんどん集まってデモをし、時の政府を追いつめていく様子などで、いずれ政府は大衆の要求を聞かざるを得ないでしょう。

本卦は、発熱病の治る様子をよく表しています。

男子の高校生が「熱が出て苦しい」といって、私の治療院に飛び込んできました。よく聞くと、秋の文化祭の準備、中間試験の準備などで忙しく、夜もよく眠れないとのこと。熱は三七度ほどで微熱ではありますが、全身カッカとしている。

現代医学では発熱について、体温調節中枢が働いて発熱の指令を出すから、とします。風邪の発熱であれば、それはウイルスに対処するためですが、このように疲れが高じた場合は、免疫系を活性化させるための恒常性保持機能（ホメオスタシス）が働くとされます。

この熱の状態を遯卦に合わせると、陽爻は四つあり陰の数より多いので陰より強い、つまりこれは陰の力が弱いということです。

ものごとには必ず陰陽の二面があって拮抗しています。陽だけ、陰だけという現象はありません。そこで陰の力である生命力を強める治療方針を立てます。治療で生命が強められると、陰の力が強くなります。それは陰爻の数が増え陽爻の数が減ること。陽爻の数が減ることは熱が下がることにつながります。

天地否《てんちひ》 ☰☷

深く交われないの象

⑴卦名

否は通じないことで、地天泰と反対の卦です。物と物の関係であれば、塞がって互いに別々になっている状態です。人同士の関係であれば、こちらの意志が相手にうまく伝わらない状態です。

⑵卦象

上卦に天の卦があり下卦に地の卦がある状態で、上下の気が交流しないことを示しています。天が上にあり地が下にあるのは形の上では正しいようですが、天の気は昇る性質をもち、地の気は下る性質があるという気の交流を考えると、両者の気の交わりはなく、その関係は閉塞しています。

⑶卦辞

「陽気が外に向かい、陰気が内に向い互いに交わらない状況なのでよくない」といいます。しかし何事もいつまでも塞がっていない。時期がくれば必ず通ります。そのことを上九の爻辞で「傾否」と表現し、否の時が終わり喜びがくる、といいます。本卦は十二消長卦の一つで、新暦八月の卦です。

⑷卦の応用：冷え

身体で否卦の状態を表現すれば、下肢が冷えて頭のほうに熱が偏り、逆上《のぼ》せている症状です。熱気の上下の交流がないことを示します。

頭部に熱がこもれば顔が赤みを帯び、頭痛になり、汗をかきやすい。目の充血、耳づまり、鼻づまり、喉づまり、肩こりなどを起こしやすい。これらはすべて逆上せの症状です。

身体の下部が冷えれば、いわゆる「冷え性」です。冷え性は現代医学の病名ではありませんが、東洋医術的には陰の力が弱く虚していて、熱を身体の下方に循環させる力が弱って、上半身が熱いことを示す重要な表現です。これは身体の機能低下で、生命力の低下です。つまりこれを陰の力の弱りといいます。この症状は他覚的な冷たい症状ではなく、当人が自覚する下肢や腰、下腹部の冷えで、夜、布団に入ってもなかなか身体が温まらないことをいいます。

陰の力が弱いとは、具体的には下肢が冷えている、内臓が冷えているなどです。そのようなときは、腹痛を起こしやすく下痢しやすいものです。

多くの女性で更年期にホットフラッシュを経験するようです。更年期は卵巣機能が低下して、卵巣ホルモンが減少することによりますが、東洋医術的には、これも冷え性の一症状です。治療は陰の力を強めることに専念します。

治癒して冷え性が治まった状態は、卦象でいえば地天泰です。

沢天夬《たくてんかい》 ䷪

追い詰められて限界の象

⑴卦名

夬は「決する」の意味で、陰爻と陽爻のせめぎ合いをうかがわせます。陽爻の力が過ぎて陰爻を潰す、陰爻が潰れる、裂ける、壊されるなどをいいます。

⑵卦象

一番上の上爻が陰爻で、その下はすべて陽爻です。この象は乾卦の上に兌卦の水がある様子で、水があまりにも高いところに昇りすぎていまにも決壊するようです。これは、陽爻の力が非常に強いことを思わせます。陽爻が初爻から一つひとつ積み重なって陰爻を追いつめ、五陽爻まで増えてきた。最後に一つ陰爻が残っている状況です。本卦は一陰五陽卦です。

⑶卦辞

「揚于王庭。王は公の場で小人の非をあばくべきだ」といいます。しかしこの王である陰爻は兌卦の唯一の陰爻で主たる爻ですから、そう簡単には潰されません。また兌であるために弁舌さわやかな能力があります。それをもってすぐ下の陽爻である九五を味方にするため、他の四爻の攻めを防ぐことができるのです。最後の砦はなかなか潰されない。交渉上手な砦です。

本卦は十二消長卦の一つで、新暦四月の卦です。

⑷卦の応用：皮膚症状

人間は命があって生きています。その命が弱ると、身体には色々な症状が表れますが、あらゆる症状は生命という共通の根元でつながっています。厄介な症状に、皮膚炎とか湿疹といわれる皮膚症状があります。なかでもアトピー性皮膚炎が代表的です。ときにはアレルギーといわれますが、これらはだいたいが熱っぽく赤みを帯び、痒くてたまらないものです。これらは皮膚表面の症状ですから、どれも陽の症状といいます。

先天的な要素が強いと全身的に広がり、我慢ができないほどの苦痛を伴います。これらの症状は、陰の力が弱いために広がったものです。しかしこの陰の力は最後のところで踏ん張っています（上六）。それを助ける治療が必要です。

治療において陰の力を強めるとは、生命力を強めることです。生命力を強めるには、症状にとらわれない方法が求められます。しかし一般には陽の力を弱くする方法をとりがちです。例えばステロイド系の薬です。しかし薬は一般に症状に対するもので、生命を強める作用がありません。そのため続けて使うと別の症状が表れるのです。皮膚に薬を塗るだけでは陰の力を強められません。これが、皮膚炎が薬を塗るだけでは治らない理由です。

陰の力を強めるには、身体の中心部である背骨や胸骨に治療を施します。

夬卦は、こうした皮膚の状態をよく表しています。

兌為沢《だいたく》 ䷹ 役立ちて悦ぶの象

(1)卦名

兌為沢は兌卦を二つ重ねた卦で、兌の意味を強めています。

兌卦を沢としますが、沢は低いところに水が流れ周りは土手です。土手は水に潤されて草木が生長し、木々の枝まで潤っています。木々は、このように栄えることを悦んでいます。

(2)卦象

口を二つ重ねた状態とみます。陰爻の少女が二陽爻の上におり、寵愛を受けて悦ぶとも読めます。

兌卦の本来の性質は悦ぶです。下卦が悦び、上卦も悦ぶ。自分も悦び、他人も悦ぶ様子です。ただ、悦びにも正しい悦びと不正の悦びがあるとします。

(3)卦辞

「この悦びは、ものごとに十分慣れ親しむことができて初めて味わうもの。だから悦びを得るには、何事も互いに心のなかに深く入り込むことが必要」といいます。上六の爻辞は「引兌」といい、これを最高の悦びとします。つまり田に引かれて苗を育む水の気持ちで、人の役に立つ悦びです。

(4)卦の応用：歯の治療

兌為沢卦は、二人が悦んでいる様子です。二人とは、例えば患者と治療家です。患者の悩みが解消されたとき、この二人には悦びがあります。

しかもこの悦びは、長年身体の不調で苦しんできた患者が、やっと苦しみから解放されて心から悦んでいる様子とみます。

五十歳の女性の例。長年生理の度に下腹から腰回りにかけて痛みが強く、いつも痛み止めを使っていました。痛みは一応治療のたびに治まり徐々に軽くはなっていましたが、ときには痛み止めを使うこともあり、なかなか再発を防げません。

その月の生理も下腹部が強く痛んでいましたが、この患者は歯槽が悪いことにふと気づき、さっそくその処置をしたところ、たちどころに症状が治まり、徐々に再発しなくなりました。

治療家の悦びはもちろんですが、苦痛から解放された患者の悦びはさらに大きいでしょう。

少し専門的になりますが、鍼灸の古書の『素問』に「歯は骨の終わる所」とあります。つまり歯は骨であるから（現代医学は骨とはしない）、身体の表面から見える一番深い組織といえます。その異状は身体を支配する生命力にかかわることを意味します。

生理の異状も生命力に関係する異状とみれば、歯槽の治療が生理異状に影響することは十分考えられます。この女性の悦びは、兌為沢の上卦の悦びであったといえるでしょう。

沢火革《たくかかく》 ䷰

古いものを新しいものに替えるの象

(1)卦名

革は革命といわれるように、大改革をすることとです。旧いものを除き新しいものに改めることです。革は、動物の皮を剥いで毛を取り除き、全体をピンと張って陰干しにしたものです。

(2)卦象

上卦に兌卦である沢の水、下卦が離卦の火です。

水が火で熱せられて水蒸気となり、また熱せられた水が溢れこぼれて火が消えるように、ものごとが前の状態とまったく違う形象になることをいいます。

また、沢という下に向かう力と、火という上に昇ろうとする力がぶつかり合うことを示しています。これは争いとなりますから、これらを革といいます。

ただ理想的な革は、下卦の離卦が示す文明の徳を備え、上卦の兌卦が示す悦びの徳をもってするような穏やかな改革であるべきとします。

(3)卦辞

「水と火の衝突を超えて改めることは、勧められる」とします。改革のときです。「君子豹変す」は上六の爻辞で、豹の毛皮の模様が変わる様に徹底した改革をいいます。

(4)卦の応用：子宮筋腫

水と火の衝突とは、陰と陽の衝突を意味します。これは鍼灸治療でよくみられます。例えば子宮筋腫を患う患者で、手術を嫌って来院するケースがあります。子宮筋腫とは、冷えている身体のバランスをとるためにできる子宮のシコリとみることができます。シコリは熱性のものです。筋腫をもつ患者に共通するのは、まず外傷の経験者が多いことで、むち打ち症のような症状です。外傷の影響で身体は非常に冷えます。あまりにも大きくなった筋腫は鍼灸治療の対象となりにくいですが、治療に加えて重要な要素は患者の毎日の生活です。

日常生活では、毎日入浴しそのたびに洗髪する、あるいは食生活が気ままであるなどの習慣がみられます。これらは身体を冷やすことにつながります。

鍼灸治療とは、鍼や灸をすることで身体の活力を引き出そうとすることです。つまり生命力を高めて身体を温めることを目標としています。

治療を始めても患者が生活を変えないと「治療で身体が温まり筋腫が緩む、しかし日常生活で身体は冷えて筋腫が固くなる」ということを繰り返すことになります。

鍼灸治療は、鍼灸という火（離卦）で、冷えている水（兌卦）を温めることですから、水の影響は少ないほど鍼灸の影響は大きいといえます。日常生活を改めない限り、なかなか革の状況に至りません。

沢雷随《たくらいずい》 ䷐

二者が正しければ順ってよいの象

(1)卦名

随は従うことです。まずは人に従うことを説いています。あるいは物の動きに従い、事の経過に従い、その状況に従い、時の流れに従うことです。

(2)卦象

上卦の兌卦は陰卦であり少女です。下卦の震卦は陽卦であり長男です。長男は剛の性質ですが、その長男が柔である少女に従っている形象です。少女はそれを悦び、いずれ長男に従うようにもなります。

このように陽卦が陰卦の下にあることは、能力のある者がない者に従っている様子とみます。

(3)卦辞

「従う気持が正しければ、二者の関係に無理はなく咎めることではない」といいます。

このとき、下卦の雷は力が弱っていて、力のない上卦の兌卦に従うことで力を溜めようとしているとみることもできます。人に従うには、従う人をよく吟味することが大切です。特に実力のある人がない人に従うのは難しいことですが、実力のある人は柔軟性も備えているものです。どのような人に従うかと同時に、従われたらどのようにするかも大切なことです。

⑷卦の応用：患者と治療家

本卦は、患者と治療家の関係をよく表しています。ここでは、治療家を陽卦とし患者を陰卦としてみましょう。陽卦が陰卦に従うことは、例えれば治療家が患者の病気に従うことです。

患者に表れる症状には思いがけないものもあります。八〇歳の女性の例。「隣の方から珍しいぶどう（葡萄）酢をいただいたので喜んで飲んでいたら、右腕に五センチほどの楕円状の赤い痣が、みるみるうちに表れてきて消えない。痛みも痒みもない。どうしたものか」といいます。

元来、酢の類は身体に必要ですが、とりすぎはよくありません。

酢は保存食に使われ、酢を使うと食べ物が腐らないことはよく知られています。これは腐敗菌の働きが抑えられているからですが、身体の細胞や酵素にも同じように影響します。この、酵素などの働きが抑えられることを「冷え」と解釈しています。例えば寿司を一度にたくさん食べると、生ものなので当然身体が冷えますが、同時に酢が酵素の活動を抑えるという影響も加わります。酢のものをたくさん食べたり飲んだりすると、体細胞の働きが抑えられ生命力に不安定な状況が生じます。つまり身体の熱を調節できなくなるのです。

先の女性の場合は、皮膚表面に陽的な赤い痣として熱が表れたもので、生命力を高める基本的な治療を施すだけで治まりました。症状に拘らないで生命力を高めるように対処したのですが、これは随の応用です。

沢風大過《たくふうたいか》 ䷛

過ぎたるは及ばざるがごとしの象

⑴卦名

易では、大は陽、小は陰とします。大過は、陽という存在が盛んで過ぎることです。また、ものごとの働きが盛ん過ぎるともいえます。いずれ不消化をもたらすことが予測されてよくありません。過ぎたるは及ばざるがごとしです。

⑵卦象

陽爻が四つ、陰爻が二つで、陽爻が勝っています。しかも陽爻は二爻から五爻までの中心部にあります。これは陽が大いに過ぎることになり、初爻と上爻の陰だけでは、陽が大過ぎて支えきれないと読みます。

⑶卦辞

「棟撓《むなぎたわ》む」といいます。四つの陽爻を家の中心の硬くて強い棟木《むなぎ》とします。それを支える両端の柱が陰爻なので、弱くて棟木を支えきれない状況です。

しかし二爻も五爻も陽爻の剛でありながら、下卦は巽順、上卦は和らぎ悦ぶという中庸の徳で事を行うので、これは通るとします。また下卦の巽卦は木の象ですが、上卦の兌卦の水が覆いかぶさり木が腐ってしまうようなことを示すとも読めます。

⑷卦の応用：人体

人体の構造は、外からざっと見れば、上下左右の手足と頭のついた胴からなります。両手を挙げて万歳をした立位の姿勢でみると、手は大過の上爻、足は初爻で、両方を陰爻としてみます。そうすると頭、胸、腹、背部は四つの陽爻となります。人体はこの四つの陽爻を中心にして、上下二つの陰爻で支えられていることになるでしょう。特に二足のあることは、人間の特徴です。

その二つの陰爻が交通事故やけが、あるいは火傷などを受けると、その影響は頭や胴に及びます。適当な処置を怠ると、その時点から生涯、心身ともに不安定な状態になる可能性があります。反対に脳や臓腑に異状が生じると手足に影響し、痛みやしびれなどが起こります。

東洋医術的には手足に合計一二本の経絡が走るとしていますが、それらはどれも胴の正中から発しています。

大過の初爻から上爻までの各爻に身体を配分すると、次のようになります。

初爻は下肢、二爻は下腹・尻、三爻は上腹・腰、四爻は胸・背、五爻は頭、上爻は上肢。

興味深いことに、初爻と四爻、三爻と上爻は応の関係ですが、これは治療でも重要な関係です。

さらに、腰や膝が痛むなどの下肢の症状には背上部や歯のツボ、肩や上肢の症状には腰部のツボが有効です。

沢水困《たくすいこん》 ䷮

時機到来を待つの象

⑴卦名

困の文字は、木が四方を囲まれてある程度以上成長できない様子を表し、行き詰まって困っているとか、囲いを打開する力がないことを示しています。

⑵卦象

上卦は兌卦の沢で、下卦は坎卦の水です。

水が下にあることは沢に水がないことを意味し、沢は干からびてその役割を果たせない、つまり困の状態で、これを打開する力がないということです。

また坎卦の一陽爻（九二）は陰爻の初六と六三に挟まれ、兌卦の陽爻の九四と九五は陰爻の六三と上六に挟まれて動きが取れません。

これらの陽爻には陰爻を押しのけて進むだけの力がないとします。

⑶卦辞

「困は下卦に坎卦があって困難な時ではあるが、泰然自若として自分の道を歩むことを楽しめば、上卦の兌卦の悦びに至る」とします。力不足でも泰然自若がよいということです。困は四難卦の一つです。四難卦とは、水雷屯、坎為水、水山蹇と、この沢水困をいいます。

⑷卦の応用：身体の水分

人体の水分は、成人で体重の六〇％、新生児では八〇％を占めます。その水分で潤った健康体の皮膚は瑞々しい。

水分が少なくなると、皮膚にはしわができます。感情の表現としてできる健康なしわは別にして、身体は歳をとったり病気になったりすると、皮膚の水分代謝が衰え、しわができます。

水分が多すぎれば浮腫みですが、逆に欠乏すると乾燥肌になります。

乾燥するのは、一つは水分の補充が足りない場合ですが、もう一つは熱で水分が蒸発している場合です。最近は水分補給ということが盛んにいわれ、成人では一日に水を二〜三ℓ飲むように勧められます。これは脱水症状を恐れるからです。

しかし人体は自ら水分を生成しているもので、体重の六割も水分があるのはそのためです。そして、それによって身体の熱は調整されていると考えられます。

歳をとると水分を生成する力は少しずつ弱くなり、身体の表面にまで十分に水分が及ばなくなります。同じようなことは、病気になれば起こり得ることです。

例えば腎臓の病気になると、皮膚に艶がなくなり浅黒くなります。水分を生成する力が低下して、身体の熱を調整できないからです。

困卦は上卦で水分の欠乏を示し、身体の表面が乾燥して冷えている状況に当てはまります。

沢山咸《たくざんかん》 ䷞

誠心で行えば通じるの象

⑴卦名

咸の訓は「みな」とか「ことごとく」です。しかし咸は感の原字でもあるので、「感じる」と解釈します。「ことごとく感じる」です。心で感じることもあれば、手足で感じることも含まれます。また人を感動させることもあります。

⑵卦象

上卦の兌卦は少女で若い女、下卦の艮卦は少男で若い男を示すので、若い男女が感じ合うことを表します。咸卦は恋愛、結婚の卦です。また上卦は沢、下卦は山なので、山の上に水がある象です。山全体に水が行き渡るとか、山から水が湧き出てくるとみます。

これは山と水が通じ合うことを表すもので、山と水が咸の関係にあります。

⑶卦辞

「本能的に感じ合えば、男は女を娶ってよい」といいます。

物と物の関係でも相通じ合えば通るということです。

爻辞では、身体各部の感じ方を説明します。初爻は足の母趾、二爻はこむら（腓）、三爻は股、四爻は心、五爻は上背、そして上爻は頬の内外側と舌のようだ、としています。

⑷卦の応用：患者の傾向

鍼灸治療は、患者が治療家に肌を見せて診察を受けることから始まります。患者に不安感や警戒心があっては成立しません。

一般に日本で鍼灸の受診者は男性より女性のほうが多い傾向にあります。男性の患者は全体のほぼ三分の一程度でしょう。これには様々な事情があります。

一つに、男性の生活内容は仕事が主であるため日常生活は仕事に縛られ、治療を受ける時間的余裕があまりないということでしょう。治療を受ける男性は症状が重い傾向にあるか、現役を退いた老人が多いようです。あるいは就学前の子どもです。

二つに、女性には生理、妊娠、出産という繊細な生殖作用があるため、それに関係するホルモンの不調などを訴える人が多くなります。特に生理不調は常に治療を必要とします。

三つ目は、女性は一般に体質が敏感で、天気、人間関係、食事など環境の刺激を受けやすく、それだけに身体の異状を感じやすいといえるのです。

このようなことから女性の患者数は男性より多いと思われますが、それだけに治療に対する反応は細かくて厳しい面があります。

咸卦を治療家と患者の関係とみれば、山が水を受け入れるように、心身の不安な患者を治療家が受け入れ、患者は治療家に信頼を寄せます。そうなれば、治療効果は一段と高まります。

沢地萃《たくちすい》 ䷬

何事も集まってよしの象

(1)卦名

萃は、草木が生い茂るように物や人が集まっていることをいいます。

(2)卦象

下卦は坤卦の大地で上卦は兌卦の沢ですから、沢に水が豊かに溜まり大地に浸み渡ることをいいます。

草木というのは、互卦の三・四・五爻が巽卦の象で木を意味するからです。

また上卦の兌卦は悦びを、下卦は大地で柔順を意味しますから、下卦が柔順なことを上卦が悦んでいるとも理解できます。

(3)卦辞

「例えば王が、祖先の霊を祭る廟で盛大にお祭りを行うようなことである。だから祭り事はできるだけ盛んに、できるだけ多くの人を集め、牛、羊、豚などできるだけ多くのお供え物を捧げるのがよい」といいます。

このようなときには、五爻の王に従って正しい事を行うのがよく、そうであれば事はますます盛んになる。集まりは盛大にすることです。

(4) 卦の応用：チーム治療

本卦の二陽爻が主爻ということは、一つの会社に有能な社長（五爻）と副社長（四爻）がいるようなことで、副社長があまりにも有能では、船頭が二人いることになり、課題を残します。船頭が二人という図式は、臨床にも起こることがあります。

つまり一人の患者を二人の治療家で診たり治療したりするという状況です。

最近の医療は情報量が昔に比べて格段に多く、なかなか一人ですべてを消化して応用できない状況になってきました。一人のケースについて、担当医、看護師などが情報を共有して、ときに会議を開いて解決策を練るということがあるようです。

それは鍼灸の現場でも同じですが、一つ大きく違うところは、鍼灸では、治療そのものを複数の治療家が患者を取り囲んで行うということはないということです。

たくさんの情報を得ても、最終的には一本の鍼をどのように使うかが一人の治療家にゆだねられています。

特に易に基づく治療は、症状が多くあってもすべて太極と関係づけて判断します。そして九五では鍼灸師の治療が太極にどのように影響しているかを症状の変化で常に確認しています。治療前にコントロール値というべき情報（指標といっています）を集めておくのはそのためです。

その治療過程には他の治療家の入る隙がないともいえるのです。

火天大有《かてんたいゆう》 ䷍

太陽のように力があるの象

⑴卦名

大有の大は陽のことです。沢風大過で述べたように、易では陽を大、陰を小と表現します。有とはものごとが多くあって盛んな様子をいいますから、大有は陽が多くて勢いがよく十分に力のあることです。

⑵卦象

乾卦の天の上に、離卦の炎である太陽がある形です。そのため大有は、ものごとの非常に豊かで盛大なことを示します。私心がなく協力して事に当たれば、大きなことができます。本卦は一陰五陽卦です。

⑶卦辞

「大いにとおる」と表現するだけです。

大有は五つの陽爻があるため、全体として強くしっかりしており、また上卦は離卦で英知がすぐれていることを示します。成卦主は六五で陰爻なので、指導者や支配者など中心となる者が控えめでしっかりしています。特に六五は九二と応じており、九二の信頼を強く受けています。注意する点は私心をもたないことです。

(4)卦の応用：蜘蛛の糸

大有のような現象は日常的に色々な場面でみられますが、よくない結果も意外と多いものです。例えば多数派国家からの分離独立運動が、地球のあちこちでみられます。ある国家内の少数民族が、民族の言語や文化あるいは宗教の独自性を掲げて起こすものです。最近では、スペインのカタルーニャ州の独立運動が失敗に終わったことが印象的です（二〇一七年一〇月）。結局大有の六五に相当する指導者に、中庸の徳が足りなかったようです。

芥川龍之介の『蜘蛛の糸』では、お釈迦様から救いの蜘蛛の糸を垂らしてもらった地獄にいる犍陀多《かんだた》は、天国に上る途中で、彼の糸に群がって上ってくる大勢の罪人を見て、次のように喚きます。

「こら、罪人ども。この蜘蛛の糸は己《おれ》のものだぞ。お前たちは一体誰に尋《き》いて、のぼって来た。下りろ。下りろ。」

その途端に蜘蛛の糸は彼の上で切れて、犍陀多は再び地獄に落ちました。この犍陀多の心を、芥川は「無慈悲な心」と表現しています。強い私心が彼にあったということです。

悪い例はこのように目につきますが、大きな講演会や演奏会では、それを準備し実行する裏方が必ずいて、その結果、聴衆に十分な満足感を与えて終わります。

演者に私心があると、それらの会は不調に終わりやすいものです。

火沢睽《かたくけい》 ䷥

二女が一緒に住み背き合うの象

⑴卦名

睽はそむくことで、互いに相反することをいいます。

⑵卦象

離卦の火が上卦にあり、兌卦の沢の水が下卦にあります。火は上に炎上し水は下の方向に流れるとみて、互いに交わることがない、相反する、そむき合うとみます。

火と水のせめぎ合いです。上卦の離卦は五爻が陰爻なので中女、下卦の兌卦も三爻が陰爻なので少女です。どちらも陽位（五爻と三爻）にあるため、積極的で譲ることをせず、一家のなかに争いがある例えです。

あるいは下卦の兌卦の少女は上卦に向かって話しかけても、上卦の離卦の中女はそれに応じない形でもあります。

一人の心のなかに睽があれば、それは何か相反する思いをもっていることで判断に迷い、ものごとを決められない状況です。

⑶卦辞

「小さなことであれば行ってもよい」といいます。

⑷卦の応用：入浴

日本人の生活の特徴の一つが入浴です。日本人ほど入浴の好きな民族はいないのではないかとさえ思われます。日本人の入浴の仕方は独特で、まず下着を着けないで浴室に入り、身体を洗ってから湯舟に入る。湯舟では身体を洗わない。入浴の主な目的は、身体を清潔にすることはもちろんですが、身体を温めて疲れを癒すこと。しかも四二度ほどの高温の湯に肩まで浸かる。これらは欧米ではみられない習慣です。そしてこれを毎日行うという人が非常に多いようです。

しかしこの入浴方法は体力がある人の話です。下半身が非常に冷える人、下肢や上肢の関節や筋肉に痛みや機能障害がある人については、毎日の入浴はかえって身体によくありません。確かに湯舟に浸かっている間は、これらの症状は癒されます。身体は温まり、伸びない手足の関節は緩み、四肢を楽に動かせるでしょう。

ところが風呂から上がると体熱は外気に奪われて冷え、機能障害はかえって悪化し、痛みが強くなる傾向にあります。ここに風呂湯の限界があります。

卦象でみれば、離卦は上卦にあるため、下卦の兌卦である水を温めるのは一時的と考えられ、結局、冷えは改善されないままです。芯から兌卦を温めるには治療が必要で、一般に入浴は週に二〜三回程度でよしとします。

「小さなことはよし」とする睽卦の戒めです。

離為火《りいか》 ䷝

ついて離れなければ通るの象

(1)卦名

離卦が二つ重なった象で、重卦です。一つの離卦が終わった後にまた次の離卦が表れることを示し、離の意味が強調されています。

離を、ものごとから「離れる」ではなく「つく」と解釈します。

(2)卦象

離卦の火が燃えている様子を表します。陰爻を薪とし陽爻を炎とすれば、薪に炎がくっついている象です。

離は、明るい部分（陽）が外側、暗い部分（陰）が内側にある状況をいいます。火はもともと形がなく、何かについて形を表します。そこで、麗《つ》くこと、火、明るい（明らか）、光、熱い、太陽などの意味が離に込められています。何事も麗くことで通るとします。

(3)卦辞

「何事にもしっかりとついて離れなければ通るが、正しいことに麗くべきだ。麗くからには牝牛のように柔順な気持ちが大切」といいます。牝牛は離卦のようで、外は硬い二陽爻、内は軟らかい陰爻です。つまり外は強い力を示し内に柔順という徳を秘めることの象です。

⑷卦の応用：マラリア

ここでは、離を発熱と捉えてみましょう。発熱を繰り返すという意味になります。その代表にマラリアがあります。語源は「悪い空気」を意味するイタリア語で、血液中のマラリア原虫が発見されるまで空気感染と思われていました。

マラリアは現在でも、世界中で三億から五億人もの感染があり、毎年六五万五〇〇〇人以上が死亡しています。死亡者の多くは熱帯地方に住む五歳未満の小児で、現在は日本国内での感染による発生はありません。

原因はハマダラ蚊に寄生したマラリア原虫で、その蚊に刺された人の肝臓で増殖することで発病します。人に感染するマラリア原虫は四種類があり、熱帯熱マラリア原虫、三日熱マラリア原虫、四日熱マラリア原虫、卵形マラリア原虫です。症状はハマダラ蚊に刺されて一～数週間後に、発熱、悪寒、震えが始まり、怠さ、頭痛、関節痛、筋肉痛、悪心、嘔吐、腹痛、下痢などがみられます。三日熱や四日熱では、発熱の周期性がみられます。

現在では、早期にクロロキンなどの抗マラリア薬の治療を受ければ、ほとんどが治り再発も防げます。マラリアの症状の出方は三日目とか四日目を繰り返すもので、離為火の様子を呈しています。

マラリア原虫は離卦の陰爻に相当し、それから出る熱は二陽爻です。

火雷噬嗑《からいぜいごう》 ䷔

口の中に物が挟まるの象

(1)卦名

噬嗑の噬の字は「噛《か》む」、嗑は「合う」の意味で、噛み合うことを示します。

(2)卦象

上卦を☶（艮）、下卦を☳（震）とする山雷頤《さんらいい》（䷚）が基本です。

頤は顎のことです。上卦は艮卦で動かない顎、下卦は震卦で動く顎の象です。

そこで上卦を上顎、下卦を下顎とみれば「頤卦は顎の動き、口の動きを表す」と読めます。

また頤卦の下卦の六二・六三と上卦の六四・六五の四つの陰爻を上下の歯の象とみることができます。頤卦の六四の陰爻が陽爻になったのが火雷噬嗑です。

本卦は九四の陽爻がじゃまになって、上と下の顎の噛み合わせがうまくいかない状況や噛みしめている様子を表しています。

(3)卦辞

「何事も噛み砕くことで通る」といいます。噛み砕くことがよいことです。ただ、「(もし通らなければ)刑罰を与えてもよい」といいます。罰の程度を足枷から首枷までとして、尋問の仕方で犯罪者の出方が変わることをいいます。

⑷卦の応用：アルコール依存症

噬嗑の卦は、二つの団体や二人の間に誰かがいたり、または何かがあってそれが障害となったりして互いにうまくいかないような状況に当てはまります。二人の年齢や男女の性のような無形のものでも、それが違うことが障害になって事がうまくいかないこともあります。

人が病気になるのは、親から受け継いだ体質に加えて、日常生活のなかに原因があります。体質のほうに特に重点がある場合は遺伝的といいますが、普段は体質のことをあまり意識しないで生活をしているものです。鍼灸院に来る患者には、良くない生活習慣が災いしていることがたびたびあります。その典型はアルコール依存症です。

最近のことですが、右脇腹が痛むという六〇才代の男性に週に一回の治療を二週続けてしたところ、二回目の治療の翌日からまったく痛みはなくなりました。お腹の痛みがなくなって四日ほど快適な日々を過ごしたが、やはり好きなアルコールは止められず、ビール一本と日本酒一合半を飲んだところ、たちどころに腹部が痛み始めたといいます。

何事も奇跡は起きないもので、痛みが治まったということと治りきったということとは違います。痛みがなくなってもしばらくは養生が必要なことは当たり前と思われますが、それがなかなかできないのが依存症の苦しいところです。この場合は依存症が九四で、治療のじゃまをしているとみます。

火風鼎《かふうてい》 ䷱

古いものを新しいものに替えるの象

(1)卦名

鼎は三本足で把手（耳）が二つある「かなえ」という青銅器のことで、物を煮炊きする鍋の類です。

元は王侯が天地の神のために物を煮炊きする祭器、礼器でした。そしてその煮炊きした物で天下の賢人を養ったといいます。殷代の初期から使われましたが、この器の表面に鋳込《いこ》まれたり刻まれたりした文字が金文です。殷・周の時代に甲骨文字に次いで現われたものです。

(2)卦象

下卦に巽卦の風・木があります。この巽木は陰性で、薪のような燃える物のことです。上卦は離卦の火なので、薪が燃えて火が燃え盛っている様子です。

この卦象は、鼎のなかに食物を入れて煮炊きすることで、なかの物は変化して前とはまったく違った新しい物になることをいいます。

上卦の離卦は文明で優れた知恵があり、下卦の巽卦は柔順で、離卦に協力を惜しみません。

(3)卦辞

「ものごとを新しい状態に変えることは非常に好ましい」といいます。

(4)卦の応用：鼎《かなえ》

鼎という言葉は、現在でもときどき使われます。重要な議題があるときに、関係する三者が集まって協議するのを鼎談といいます。三本の足でしっかり立つことを鼎立ともいいます。

私の知り合いに、鍼灸の資格を得てしばらくして開業することになった若者がいます。請われて治療院の名称を付けることになり、易神に聞いてみることにしました。そのとき得た卦が火風鼎でした。

鼎という文字を看板に掲げて一般の人が読めるかと少し気がかりでしたが、鼎の意味を考えると、治療院として非常に意義深いことがわかります。幸いなことにその後、彼の治療院は順調に地域で活躍しているということです。

鼎に三本の足があることは将来の活動の安定性を意味し、煮炊きするということは技量の熟していくことを示し、あるいは新しい治療法などを見いだすことも期待できるでしょう。

本卦は一人でものごとを処理するよりも、何人かの人といっしょに行うとか、誰かの意見にいつも耳を傾けるなどの謙虚な姿勢が望まれます。

ただ、煮炊きしたものをいつまでもそのままにしておくと、当然煮詰まります。そのため、できあがった料理は常に誰かに配るとか、患者に還元するなど、得た知恵を抱え込まない姿勢が求められるでしょう。これが鼎卦の重要なところです。

火水未済《かすいびせい》 ䷿

心配事があっても喜びを待つの象

⑴卦名

済の字は川を渡ること。未済はまだ川を渡りきらないことで、事の未完成な状態をいいます。水火既済の卦であれば川を渡り切ったことをいい、未済は渡っている途中ということです。

⑵卦象

上卦に離卦の火、下卦に坎卦の水なので、火はますます上に行き、水はさらに下に行く性質から、火と水とが交わらない様を示しています。

そのため水は火で温められず、例えば水に入っている食べ物を煮ることができない、料理できないということです。

このような未済の状態では、それぞれの働きを成し遂げることができません。ものごとが成就しない状態で止まっていることになります。

⑶卦辞

「川を渡ろうとする子狐は、尾を高く上げる力が弱いため水に尾を浸けてしまい渡りきれない」といいます。事が成就しない状況です。しかしいつまでもその状態が続くものではなく、時間が経って上九になれば事は成就する、といいます。

⑷卦の応用：積聚治療

本卦は全部の爻が不正（爻位と陰陽が合わない）なので、ものごとの成就していないことを示しています。しかし全部の爻が、互いに比して応の関係にあります。これはみなが協力すれば、事は成就する方向に向かうことです。

積聚治療は東洋医術の一環とされますが、それに基づく鍼灸治療はどのようなものでしょうか。歴史を考えると、東洋思想の始まりは少なくとも易を無視してはありえません。

易の発想を煎じ詰めれば、これまで述べてきたように「気と陰陽」に行き着きます。宇宙を気と陰陽の現象とすれば、これは当然なことです。

ではそのような考えに基づく鍼灸治療とはどういうものであるか。

著者は某鍼灸学校で鍼灸の実技指導をするうちに、易の発想に基づく鍼灸を探れば、臨床と理論が一致した東洋医術的な鍼灸治療ができることに気がつきました。

そこで数人の卒業生と計りこの治療法を積聚治療と名付け、一九八〇年に「鍼灸積聚会」（後の積聚会）という鍼灸の研究団体を立ち上げたのです。

当初研究会は数人の仲間で始まりましたが、その状況はまさしく未済であり、未だにその状態です。しかし幸いなことに会員はみな、比と応の関係にあり、徐々に積聚治療は完成度を高めています。

火山旅《かざんりよ》 ䷷

楽しいことの後には哀しみの象

⑴卦名

旅はもともと軍隊用語で、兵士五〇〇人の単位をいいます。その上の五旅二、五〇〇人を師団といい、さらにその上の五師一二、五〇〇人を軍団といいました。

ただし徴兵されても旅団にいるのは一時のことで、すぐ次の師団に組み込まれたといいます。

大昔、旅行する者といえば、何かの事情から自分の故郷を去らざるを得ない者のことで、仕方なく他国に身を寄せることでした。

そして旅先の仮の宿を転々とすることが、旅団に一時身を置くことに例えられたのです。

⑵卦象

上卦の離卦は火で下卦の艮卦は山の象です。山の上で火が燃えている卦象です。この火を、旅人が野宿をして焚火をしているとみれば、山は旅館となり火は旅人となります。

⑶卦辞

「旅先では、自分の思うようになるものは少ない」といいます。他国での行いは正しくなるので、通るのです。つまり旅は、ものごとの不安定さを示しています。

⑷卦の応用：旅《たび》

昔からどこの国でも、一般人が国を出るのはかなり制限されていました。それは、その国の情報が外に漏れるのを防ぐためとか、生産物や貴重な資源の流出を防ぐためなど色々な理由が考えられます。

江戸時代には「入鉄砲《いりでっぽう》出女《でおんな》」という言葉があり、許可なく江戸に武器を持ち込ませないことと女性が江戸から外に出ることは、非常に制約されていました。これは特に、江戸屋敷に人質として住まわせていた大名の妻女が自分の国に脱出するのを防ぐためとされていました。女性が江戸から地方へ出るには女手形が必要で、関所での検査も厳重を極めたといいます。

また江戸時代には脱藩する者がいましたが、これは武士が許可なく藩を離れる（藩の外に出る）ことで、常に許されなかったといいます。脱藩すると浪人となりますが、幕末になると吉田松陰や高杉晋作、坂本龍馬、中岡慎太郎のように、政治的な意図から藩籍を離れる者も出てきました。

現在ではどの国もパスポートを発行して、個人の国外への動向を把握しています。北朝鮮のように、国外に出るのが非常に制約されている国もあります。

つまりいつの時代でも自分の生まれた国を離れるのは大変で、たとえ離れても山の上の火のように一時的で不安定なものです。それが「旅」の本来の意味です。

火地晋《かちしん》 ䷢

優れた指導者に逢えるの象

(1)卦名

晋はすすむことで、大地から太陽が離れて上のほうに進み出て、だんだんと昇るに従って地上が明るくなることです。万物は照らされ、上へ上へと伸び進んで発育し成長します。

(2)卦象

上卦は離卦の火、下卦は陰爻ばかりの坤卦の地で、これを暗い世界とみれば、上卦が下の世界や物を照らしている、それによって暗い世界は明るくなるということです。また上卦は聡明、下卦は柔順とみれば、そのような性質を備えている者で、事は良い結果を示しています。

(3)卦辞

「太陽が地を照らすのは『天子が日に三回も諸侯に接見する』ことのようだ」といい、諸侯が天子の寵愛を受けることに例えます。上に立つ者の慈愛がそれに従う者に注がれ、従う者が自然と成長するのです。上の者が下の者の成長を促します。

そのような意味を意識してか、中国には晋という王朝があります。春秋時代の文公（名は重耳）で有名な晋（前三七六年に滅亡）、三国時代の司馬炎が建てた西晋（三一六年に滅亡）・司馬睿が建てた東晋（四一九年滅亡）、そして五代の一つの後晋（九四六年に滅亡）です。

⑷卦の応用：太陽の不思議

太陽の推定年齢は四六億年です。また銀河系（天の川銀河）に属する恒星の一つで、七五％の水素と二五％のヘリウムという質量でできているガス体です。太陽系の中心で、太陽系の全質量の九九・八六％を占めます。太陽系の全天体に重力の影響を与えていて、表面温度は約六〇〇〇度であるのに対し、太陽を取り囲むコロナは約二〇〇万度です。

この他にも色々と研究されていますが、その真相は未だに謎といってよいでしょう。

著者が関心をもつのは、太陽に始まりがあったということです。始まりがあれば当然終わりもあるはずで、いまのところあと五〇億年の寿命とされています。我々が日頃地球上で認識している世界は宇宙のごく一部で、何ら本質的なものではありません。

太陽でさえいずれ跡形もなく消え去るというのですから、その系のなかにある地球、さらにその上で生きる人類の存在も本質的ではありません。

本質的なものは、現代物理学は科学化できないダークエネルギーなどと表現しますが、『易経』からすれば、それは精気であり気なのです。

その気の一部は地球上では生命と表現され、人を生み出しています。生命は、生命体をつくる気の別名です。これが、人の実体を生命とし気とする理由です。

晋卦は太陽の力を表現しています。

雷天大壮《らいてんたいそう》 ䷡

適度であれば大いに盛んでよいの象

⑴卦名

大壮は大いに盛んなことです。易では、沢風大過で触れたように、大は陽、小は陰のことですから、大壮は陽気が非常に盛んなことをいいます。

本卦は陰爻が二つに陽爻が四つずつまとまっていて、二陰四陽卦で陽の勢いが強いことを示しています。

⑵卦象

下卦に乾卦の剛健の性質、上卦に震卦の動く性質があるので、強い剛健の性質をもって活発に動く様子を示します。

また下卦は天、上卦は雷なので、天上に雷が鳴り響き轟《うごめ》いている様子です。

⑶卦辞

「利貞」と簡単に表現します。これは大壮の程度が行きすぎなければよろしいと理解します。陽気は往々にして、することがすぎる傾向にあるからです。

事をしすぎないことです。

本卦は十二消長卦の一つで、新暦三月の卦です。

⑷卦の応用：項部のうっ血処置

三〇代中頃の女性Mさんの例。「小学六年生の頃、ふざけて友達三人を背中に背負って立てなくなったことがあり、その後四回ほどぎっくり腰を患った」という。そして一〇カ月ほど前「腰にズキッと痛みがあって歩けなくなった。その後痛みは少し弱くなったが、速く動けない、走れない、身体をかばいながら動く、右膝も痛む、腹部がすぐ固くなる、生理以外に不正出血などの症状が続いている」といいます。

これまでの病歴を聞くと、「五才のとき、ブランコから飛び出して後頭部を強く打ち、夜中に吐いて気を失い、救急車で病院に運ばれて回復した。また八才の頃、坂道で転んで強く尻を打っている」ともいいます。

この五才頃の頭部打撲は決定的で、その影響が三〇年間身体を蝕んできたといえそうです。項部の第三と第四頚椎間に顕著な圧痛があり、これがそれを物語っていると判断しました。二診目、項部に特殊な鍼で処置をしたところ、その直後から身体のあらゆる痛みが消え始め、一週間後の来院時には何も訴えることがないという状態にまでなりました。

作用する鍼は震卦、それを受ける身体（頚部）は乾卦です。

鍼の動きに身体が同調することで、大壮の卦を思わせる結果となったようでした。

雷沢帰妹《らいたくきまい》

陰陽が交わらないの象

(1)卦名

帰妹の帰は嫁《とつ》ぐことで、妹を嫁がせることをいいます。

古くは女性が結婚することを嫁ぐといいましたが、これは生家が仮の家で嫁ぎ先が実の家、という認識があったためです。

そこで嫁ぐことを帰ると表現します。

妹は結婚前の若い女性をいい、兌卦の少女です。

(2)卦象

上卦は震卦ですから、長男や動くの意味、下卦は兌卦ですから、少女や悦びの意味があります。

(3)卦辞

「行けば凶」という言葉を掲げ、行いを強く戒める言葉になっています。

本卦は、ただ結婚のことをいうのではなく、女が主となって男を動かす様をいいます。結婚とは、男のほうから順を追って女を求めるものとします。

本卦は過ぎた悦びを以て長男が動くことで、良くないとするのです。

陰という性質は、陽の求めに応じて動くのが自然であるとします。

⑷卦の応用：家族制度

嫁ぐという言葉を聞かなくなって久しくなります。

著者の知人の母親Mさんの例。その方が二〇才のとき（一九三五年）、隣村のT家の長男との結婚の話が出て、仲人を介して話は順調に進み、その日を迎えることになりました。

当時その地方の結婚披露宴は、一般に嫁ぎ先の家で両家の親戚一同が集まって宴席を設け、そこで両家の結婚が了解されました。

当日は宴席の上座に新郎新婦を挟んで仲人夫婦が坐り、参加者のお祝いを受けます。このように新婦の隣に座っているのが相方の新郎なのが普通ですが、どういうわけか彼女の場合は隣に新郎がおらず、そのまま宴は続いたといいます。

そこで彼女は、当然のことながら非常に不安になり、仲人に「私の主人はどちらですか」と聞いたところ、「この宴会が終わってみなが帰り、最後に残った人がそうだ」と告げられたといいます。彼女は披露宴のその日まで、新郎となる男性に一度も会ったことがなかったのです。

日本では、一九四七年に旧民法が大きく改正され家制度は廃止されました。それまでは、家制度により結婚は家父長同士の話で決められていました。婚姻届は子どもができてから出すこともよくあったといいます。Mさんの時代には、女性の生家は仮の家、嫁ぎ先が実家という、帰妹卦の精神が残っていたかのようです。

雷火豊《らいかほう》 ䷶

万事を尽くして天命を待つの象

⑴卦名

豊は、雷と稲光からなります。稲光に遅れて雷が鳴るものは音が小さいが、光と同時に鳴る音はとてつもなく大きく激しいものです。

この豊の雷は光と同時に表れるものを指していて、非常に盛んなことではあるが長くは続かないことをいいます。

豊の文字は、豆《たかつき》（食物を盛る脚付きの台）の上に山盛りに穀物を盛って神に捧げることで、もののごとの豊かな様子を表します。

⑵卦象

震卦と離卦つまり「動と明」からなるので、非常に聡明に色々と考えをめぐらして行動することを示しています。本卦は、豊かにものごとを得られるが、豊かな状況は激しい雷鳴のように長くは続かないことを教えています。

⑶卦辞

「王様のように力が十分でもそれを維持するのが難しいが、万事を尽くして天命を待て」といいます。豊かなことは長く続きません。

⑷卦の応用：鍼・灸の特徴

鍼灸術は中国から渡来した非常に興味深い東洋医術的な治療法です。何が興味深いかといって、硬い鍼と軟らかい艾を組み合わせている点に尽きるでしょう。よくぞ思いついたというべきです。しかも単に道具に特徴があるだけでなく、それを使うに当たって、精気という発想から人の生命は気であることを類推させ、身体に対しては陰陽という観方を当てはめることを教えてくれたことです。道具でいえば、鍼は硬くて陽的であり艾は軟らかくて陰的です。

ところが鍼は鉱物なのでいわば冷たく、艾は火をつけて灸として使うから熱い。つまり硬くて陽的な鍼は冷たく陰的であり、陰的な艾は熱くなるから陽的です。さらに興味深いことは、鍼の操作で身体が温かくなることです。これは冷たい陰的な鍼の陽的な作用です。もちろん灸は身体に熱を与えます。そのとき身体は冷えていて、熱を必要としているからです。

鍼と灸を陰陽で大雑把に区別すれば以上ですが、鍼も灸もその形や使用法は一様ではなく、身体の状況に応じて限りなく用途は広がります。特に鍼は、皮膚に刺入できるものはもちろん、できない構造のものもあり、長さも太さも鍼先の形も色々です。このように治療道具が一様でないのは、生命という気の働きが様々だからに違いありません。

そこに震卦の鍼と離卦の灸との相乗効果をみるようで、豊卦の「動と明」の意義を見いだします。

震《しん》為《い》雷《らい》 ䷲

声はすれども姿が見えないの象

(1)卦名

震卦は、雷、動く、長男です。

(2)卦象

震卦はものごとの動きに勢いがあることを示すもので、自然界では雷がそれを現しているとします。この勢いは、震卦の一陽にあり、それを雷のようだとします。

本卦はこの勢いが二卦重なっているので、勢いのますます盛んな様子を示していることになります。

このようなときにどのように対処すればよいかを示しています。

また、このような勢いのある人は、まだ年の若い長男です。

長男には勢いがあります。

(3)卦辞

卦辞を要約すると「この雷は百里先の人まで驚かすほどであるが、その音に恐れることはあっても動ぜず、泰然として自分のやるべきことを成し遂げることが大切だ。そうすれば、後になってみなで笑い合えるときがくる」といいます。

⑷卦の応用：雷と花火

雷は自然界では稲光を伴う轟音ですが、人工的には花火にそれをみます。雷は上から下に向かって走り、花火は逆に地上から空に向かって上ります。雷は大きくなればなるほど強烈な電気で地上の物を破壊しますが、花火は大きくなるほど、見ている人に驚きと感動を与えます。現在、一番大きい花火は四尺玉で、空に広がると直径八〇〇メートルにもなるといいます。

雷を悦ぶ人はいません。誰もが恐怖を感じ、耳を塞ぎ、地に伏して、その過ぎ去るのをいまかいまかと待ちます。花火は観る人すべてに幸せと心の解放と安らぎを与えます。その音は、誰にも心地よく、それに続く余韻を感じさせます。雷の鳴るときは、空は暗く雲が垂れ込め陰鬱な大気です。花火の日は晴れ渡った夜空がふさわしい。音は空いっぱいに広がり、暗い夜空にあらゆる色がほとばしり出ます。雷は心臓の動きを止めるような悪を思わせる音、殺気を伴う鋭い光色。音と光色が近いほどそれは強いものです。花火は心が和む善を思わせる音、音と色に時間のズレがあるのが楽しいです。雷には「早く過ぎ去ってほしい」と願い、花火には、「いつまでも観ていたい、消えないでほしい」という希望が託されます。

雷のときには家の外に誰も出ません。花火のとき、道は人で溢れかえります。

たとえ光や音が桁外れでも、それに左右されない準備を常に心がけることが必要であると、卦象と卦辞はいいます。

雷風恒《らいふうこう》 ䷟

いつも変わらない様子の象

⑴卦名

恒は「つね」のことで、いつも変わらないことです。ただ「常」が変化のない安定した状態を示すのに対して、「恒」は月の満ち欠けのように変わりなく同じことを繰り返すことをいいます。変化のなかに変化しないものがあるべきということです。

⑵卦象

震卦の雷は二陰爻と一陽爻からなるので陽卦、巽卦の風は二陽爻と一陰爻だから陰卦です。また陽卦は動くもので長男を、陰卦は順うもので長女を表します。長男と長女の変わらない様子を恒としています。

⑶卦辞

卦辞はただ一言「亨《とお》る」です。一つの事を守って変えなければ達成されるといいます。恒を例えれば学校での先生と生徒の関係のようです。先生を陽卦とみて生徒を陰卦とみれば、生徒は卒業して変わるものの、先生は次の生徒に同じことを毎年繰り返し教えるから恒です。

山河の風景もこれに似ています。山並みや川の流れが変わらなくても、季節が変わるにつれて景色が変わります。しかしそれが毎年繰り返されているのです。ここにも恒がみられます。

⑷卦の応用：治療と生命力

治療するときには、いつも一つのことに注意しています。それはこの患者さんの生命力はどの程度かということです。

生命の程度などといえば、いまにも亡くなりそうな人を対象にした言葉のようですが、人は生まれてからいつも死の方向に向かって生きていると考えれば、病気の程度は生命力の程度を示していると考えてもおかしくはないでしょう。

だから頭が痛いという訴えも膝が痛いというのも、観方を変えれば同じことをいっているといえます。生命力の状態程度が、ある人には頭痛として表れ、ある人には膝痛として表れたと診るからです。

当然頭痛と膝痛では部位の重要度からみて重症度が違うように思うかもしれませんが、軽い頭痛と、じっとしていてもジンジン痛むような強烈な膝痛を比べれば一概にそうとはいえません。人はどうしても、症状を感じているところでその病気の重症度を計りがちです。

確かに心臓や脳に近い症状は不安で、手足の末端は命にあまり影響がないと思いたいものです。しかし治療家が比較する内容は病気の程度であり、生命力の衰弱の程度なのです。

このように考えると、病人の訴えは常に変わるもので、それに対して治療家は、病人の生命力を診る「恒の姿勢」が求められるといえるでしょう。

雷水解《らいすいかい》 ䷧

憂が喜びとなるの象

(1)卦名

解は難問が解ける、緊張が緩む、ガラス瓶が落ちて砕け散る、また難問をほどく、課題を解決するなどのことをいいます。つまりものごとの固くまとまっている状態から、それが緩み解放されて広がっていく様子を表しています。解卦は良い意味にも悪い意味にも使われます。

(2)卦象

下卦の坎卦は地上の水のことで雨を示し、上卦の震卦は天に雷が鳴り響くとみて、春雷を表します。厳しい冬が過ぎて春になり、草木が一斉に芽を吹き出す様子です。

山登りに例えれば、険しい斜面を登り切って尾根にたどりついたようなことです。

(3)卦辞

「西南の方向の平らな大地にいてよい」といいます。西南の方向とは坤（大地）の方位。つまり気持ちを安らかにして休息するのがよいということです。

序卦伝では、本卦の前に水山蹇をおいて、大きな山や激しく水の流れる川がある、としています。つまり困難な事柄が幾重にも重なっていて、しばらく時の過ぎるのを待っている様子です。「険をみればしばらく止まる」。時をみて雷水解に至るわけです。

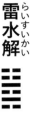

⑷卦辞の応用：体温調節

人間の皮膚面積は成人で一・六平方メートルあり、畳一畳ほどといいます。表皮、真皮、皮下組織からなり、表皮は角層、顆粒層、有棘層、基底層からなります。粘膜に角層はありません。基底層の全細胞は四五日程度で入れ替わり、そこで代謝されたものが表面に押し出されて垢《あか》となり剥がれ落ちます。以上は皮膚の解剖ですが、生理的な作用としては水分の喪失や透過を防ぎ、体温を調節し、外部からの微生物や化学的・物理的刺激を感知し、生体を守るなどがあります。つまり防御作用と体温調節作用です。最近では「皮膚は自分の状態をモニターし、その状態が壊れても、その壊れ具合を顧慮《こりょ》しながら元に戻す力がある」という発表もあります★。体温調節作用は外気の変化や精神状態、食べた物からの刺激などで自動的に行われると思われがちですが、生命力に左右されています。生命は日本人であれば約三六・五度の体温を保つように働きます。これを卦象で読むと、生命力である下卦の水が上卦の初爻の熱（陽爻）を引きつけていることになります。そこで下卦が弱まり陽爻を制御できなくなると、二つの現象が観察されます。まず体温が低下して、冷えを感じるもの。次に身体の熱の調節が効かなくなり、熱が表面に出るものです。これは発熱し、皮膚に熱がこもり湿疹や痒みが出ます。つまり「解」の現象です。下卦の生命力を強めれば適度に熱を保持でき、皮膚疾患も治まります。興味深いことにこれも「解」なのです。

★傳田光洋著『第三の脳』（二〇〇七年）

雷山小過《らいざんしょうか》 ䷽

力のない者の声が響くの象

(1)卦名

小過とは小であるもの（事）が過ぎること、つまり陰が過剰なこと、多過ぎることをいいます。易では小は陰、大は陽を意味します。沢風大過でも触れました。

「過ぎる」とは非常に多いことで、小過の卦に陰爻が四つあることを、陽爻二つよりも多いといいます。この意味は、力のない者が多く集まり、力のある者を駆逐することです。しかし元々力がないので、大きい事はできません。小さい事とは、全体の事を考えずに自分の事に終始するとか、遠い将来をみないで、今日、明日の事に拘ることでもあるのです。

(2)卦象

下卦が艮卦で山、上卦は震卦で雷なので、大きな山の上のほうで鳴る雷は小さいものだと読みます。この小さいものである雷は、地上で聞くより山上でのほうが大きく聞こえる、つまり実際より大きい、少し過ぎた状態だといいます。

(3)卦辞

「鳥のように小さい者は、低く飛ばないとその声は聞こえない」とします。鳥とするのは、初爻・二爻・五爻・上爻の四爻を羽根とし、三爻・四爻をその胴とみることによります。

(4)卦の応用：腰痛

鍼灸の臨床の難しいところは、いま与えられた患者の症状は奥の深い原因に基づくものかどうかを読むことにあります。例えば腰が痛む患者の場合、腰が痛いからといって、ほとんどは腰が悪いとは限らないことです。腰が悪いと簡単に決めつけるのは、雷山小過の観方です。雷山小過の観方は、腰周りを丹念に観察して痛む箇所に拘り、そこに鍼などの処置を直接する。もちろんこれで症状が緩むこともあり、痛みがなくなればそれでよしとします。

しかし治療の本来の目的は、症状が緩むことと同時に、再び同じことが起きないような処置を施すことにあります。それには、この腰痛の真の原因は何かを十分に探ることが必要で、本当の原因が見つかってそれに対処できたとき、その腰痛は治ったといえるでしょう。

五〇歳の女性の訴え。半年前に急に視力が落ち始めたので眼科で診てもらったところ、「右の眼に水が溜まっているが、視神経に近いので手術はできない」といわれたという。

自分の父親にも同じ症状があったといいます。遺伝的要因が絡んで難症のようですが、疲れが目に出やすい体質を受け継いでいるのであって、目が悪いのではないと理解すればわかりやすいでしょう。

このように全身の状態を診ないで目の症状に拘る、つまり表面的な症状に捉われることは、小過卦の卦象といえます。

雷地豫《らいちよ》 ䷏

事前に準備を怠らないの象

(1)卦名

豫は大きな象のこと（古代中国、中原辺りには象がいたという）。象はゆったり、ゆっくりとした動きをするもので、ゆとりを感じさせます。

そのような気持ちになるには、事を楽しむ前に準備をしっかりします。ただそれをやり過ぎると、かえってだらけて怠たりかねないものです。

(2)卦象

上卦は震卦の雷、下卦は坤卦の地という形象で、大地から陽気が昇り、雷となって奮いたち轟く様子をいいます。

これは、雷が轟く季節には草木が芽を出し、花を付け、天地が賑やかに悦びに満ちることをいいます。下卦は坤卦なので柔順を意味し、上卦の震卦の動きに素直に従うことを示します。本卦は一陽五陰卦で、九四が五陰をまとめ陰はそれに和して悦んでいる、とみることができます。

(3)卦辞

以上のことを地方の権力者や軍隊に当てはめ、「天の道、人の道、あるいは地の道に素直に従うことはものごとが滞りなくうまくいき、豫の悦びに通じる」といいます。

⑷卦の応用：鍼と鍬

世の中には色々な治療法があります。その代表は、現代医学的なものと中国やインド、アラビア・ギリシャなどから伝来の東洋医術学的なものです。中国伝来の東洋医術的な治療法は鍼灸と漢方薬が代表ですが、なかでも鍼灸の手技は非常に微妙で軽快です。

もちろん鍼も艾も物質なのでそれ自体に東西の区別はありません。東洋医術的な発想でこれらを使ったとき、その動きは軽妙になるということです。なかでも鍼の影響は興味深いでしょう。

残念なことに一般の人が鍼を目にすることはほとんどなく、そのため鍼に対する一般人の認識は恐怖心が先行します。つまり鍼は深く刺さり痛い、出血する、身体のなかで曲がる折れる、細菌が身体のなかに入るなどで、縫い針や注射針のイメージです。

東洋医術的な鍼を扱う治療家は、『易経』で教えるような気という考え方を頭において、患者の身体を診ようとしています。その診方は、触ったり望《み》たりした身体の状況から、見えない気である生命の弱りを判断するというものです。

治療の第一歩として、どの患者にも行う腹部接触鍼という技法があります。方法は腹部表面全体に軽く鍼を当てるものです。これはあたかも秋の実りを期待して、鍬《くわ》で大地を耕す最初の作業のようです。この技法も同じく、その後の治療に大きく影響します。準備を良しとする豫卦の風景といえるでしょう。

風天小畜《ふうてんしょうちく》 ䷈

状況がまだ熟さないの象

⑴卦名

小畜は、陰である小さく弱いもの（六四）が、陽である大きいもの（五陽爻）を止めておく、蓄えるということです。易では小を陰、大を陽として理解します（「沢風大過」九二頁参照）。

⑵卦象

下卦の乾卦は純陽だから非常に勢いがあります。それに対して上卦の巽卦はそれを抑えて止めようとしています。力で推し進めようとする動きを、巽卦の柔和な態度で和らげ押し止めようとしています。本卦は一陰五陽卦です。六四が唯一の陰爻で、他の上下の陽爻がそれに従っています。六四の位は正しく陰爻なので、穏やかで柔順の徳をもっています。それによって他の陽爻の強い意志を和らげることができます。

⑶卦辞

「いずれ雨が降る気配」といいます。

人の心の内と外に例えれば、外面は巽順で柔らかい態度、心の内は剛健な強い意志とみることもできます。上司の不正を正す必要がある場合、それを納得させるにはその意思を強くし、態度は柔軟で当たりを柔らかくすることです。

(4) 卦の応用：微かな鍼刺激

鍼灸治療は、おそらく将来もＡＩ化できない分野と思われます。患者の身体は常に変化し二度と同じことはなく、それに対処する治療家も同じことを二度と繰り返せない。つまり人が人に直接触れて治療するということに再現性はないからです。それでどうして治療効果が出るか。生命という精気のもつ能力の作用としか思えません。

一般によく使われる鍼の太さは〇・三ミリメートルで重さは〇・一六グラム、成人の身体の大きさと比べれば、その存在性は比較になりません。ところがこの鍼は、身体をつくっている生命という精気を操作することができるというものです。

膝が痛む六〇代の女性が治療にみえて、しばらく回数を重ねてから「鍼灸でお腹の痛いのも治せるのですね」と問いました。当人は膝の問題で治療を受けているので、他の病気のことには気が回らなかったのです。こちらは「そうですよ。頭が痛くても、うつ病でも、生理が不調で妊娠しにくい身体でも、どんな病気でも対処するのですよ」と答えました。

鍼灸は人の身体と比べれば微かな道具ですが、生命という精気を操作するので、原則として生命体のあらゆる状況に対処できるのです。

鍼灸は小畜卦の六四に相当します。臨床力を積めば、さらに微かな刺激で治療できるのも興味深いことです。柔よく剛を制すでしょう。

風沢中孚《ふうたくちゅうふ》

事を成すには私心のないことの象

⑴卦名

中孚の孚は育むことです。爪の下に子の字があるのは、子（幼児）を手でかばう様子を示します。元々は孵（卵を抱いて温める）の意味で、これは親鳥が卵を抱いて温め、その気持ちが卵に通じてヒヨコが生まれることです。転じて、中孚は真心が人を感動させることをいいます。

⑵卦象

下にある兌卦の沢の上を、巽卦の風が吹く様子をいいます。沢の水が風に応じて波立つ景色をいいます。つまり風に沢を波立たせる意図はないのに、沢の水が風に応じて波立つことを示しています。真心のある人の行いは、周りの人を動かすことに通じます。心に一点の私心がないことを示し、それを包む陽爻が充実を表します。上下がそれぞれ二陽爻で、内が二陰爻なので大離の卦といいます。上卦・巽の中爻、下卦・兌の中爻は、共に陽爻で充実を表します。上下の陽爻に挟まれた二陰爻は従順の徳でわだかまりがないことを表します。私心がなく誠実を意味します。

⑶卦辞

「大川を渡るには私心のないことが第一」といいます。大川とは大きな仕事。つまり大きな仕事をするには、私心があってはいけないということです。

⑷卦の応用：バイク事故

高校二年生の男子がバイクで転倒し、はずみで空中を一回転して地面に叩きつけられるという事故を起こしました。救急車で病院に運ばれ一命は取り留めたものの、精神錯乱状態になり手足を常にバタつかせ、周りの者が身体を抑え込まないと収拾がつかない状態でした。

病院でも処置に行き詰まっていたところ、たまたまその男子の兄が鍼灸の勉強をしていたため、鍼灸に命を懸けてみようということになり私の鍼灸院にやって来ました。初診時、本人とはまったく会話が成り立たず、うわごとを言っているようでした。治療中は、暴れないようにと家族に身体を抑えてもらう始末です。二回目の治療の日。少し暴れる様子が穏やかになりました。そこで事故を受けた人に必ず行う特別な処置を頚部に施して様子をみます。治療後、当人はまったく暴れなくなりました。徐々に会話ができるようになり、家族の付き添いで帰っていったのです。

後日談ですが、当人は、事故後に入院したことはもちろん、鍼灸の治療を受けた日のこともまったく覚えていないとのこと。しかし鍼灸の治療後一カ月でまったく普通の状態になり、仕事も何ら苦にならず、毎日の生活を送ることができるようになったのです。さらにその後三年で結婚し、いまでは一児の父親になっていると聞きます。

このような場合の治療は中孚卦のようです。結果をあらかじめ予測できず、ただ必要なことを無心に患者に施すだけだからです。

風《ふう》火《か》家《か》人《じん》 ䷤

内に力あって安定した状況の象

(1)卦名

家人とは、一家の人のことです。この家族は、上卦は巽卦で長女、下卦は離卦で中女なので、序列が正しく争いがない形です。それに九五が陽爻なので、これは男子を表し一家の中心となっているため、よくまとまっている形です。六二の中女は、中庸爻で正なので正しく家を治め、九五の徳をもつ主とともに家をよく治めます。

(2)卦象

上卦は巽卦の風、下卦は離卦の火ですから、火によって風が起こることを表しています。

これは下卦の力で上卦が動くことであり、安定してしっかりした心は、風のようにものごとに入り込む力となることを示します。本卦は、初爻から五爻までが陰位には陰爻、陽位には陽爻と陰陽の位が正しい。これは水火既済に次ぐ正しい位の卦で、本卦の安定性を示しています。

(3)卦辞

「家を守る女性が安定しているのはよいことだ」といいます。内に力あれば争いがないということです。

⑷卦の応用：冷え性

いまから一五年も前のことです。当時五〇歳の女性はいわゆる冷え性で、下半身の冷えはもちろん、気温の寒暖の差を肌で感じられない身体でした。夏でも暑いということがなく、汗もまったくかかない。当然体力もなく、長い時間続けて仕事ができない。一日に二つ以上の仕事をこなすことも難しい。特に下腹部に強い痛みがあり、子宮筋腫も触れる状態でした。

このような訴えは女性に多く、子宝にも恵まれにくいものです。

この女性は週に一度治療を受けてきましたが、毎回治療を受けた後には、かれこれ一時間ほど待合室で眠ったように休んで帰ります。そのようなことが一〇年以上続きました。

しかし最近のここ五年間の状態といえば、夏には大汗をかき、冬の寒さを寒さとして感じるようになり、毎日の仕事がまったく苦ではなくなり、いくつも仕事をこなすことができます。疲れても一晩休むと体力は十分回復します。残念ながら年齢的なことから子宝には恵まれませんでしたが、治療を受けた後でも、これまでのように眠ったように休むことがなく、すぐ治療院から帰られるのです。子宮筋腫は成長を止めています。

これは、鍼灸治療で熱が足の先までめぐるようになり、行動的になったといえるでしょう。冷えがなくなり下卦の力が充実したため、上卦・巽卦の風のように動きが活発になったのです。これは家人卦の示すところです。

風雷益《ふうらいえき》 ䷩

微かなことにも益があるの象

(1)卦名

益は皿に水を注ぐことを表す文字で、ものごとが増えること、増やすことです。

(2)卦象

上卦は巽卦の風、下卦は震卦の雷なので、風が激しく吹く、ときに雷も鳴り響く、雷が轟けば風がさらに強く吹く様子をいい、ものごとが益々増える相乗作用を表しています。

また下卦が震卦で動く性質、上卦は巽卦で巽順の性質なので、動くに当たってはいたずらに動くのではなく、道理をわきまえてものごとに従って動くといえます。

(3)卦辞

「何事も大きなことを計画して行ってよい」といいます。

本卦の元を天地否（䷋）と見れば、否卦の九四と初六が入れ替わったものといえます。九四が六四になり初六が初九になったのですから、六四は空虚になり初爻は充実した、益になったとみます。

また六二は従順で正の位にあり、九五は剛健で正の位にあり、共に徳の高いことを示します。そのため互いに応じ合い、六二は九五に信用され九五は六二に恩恵を与える関係にあります。

⑷卦の応用：鍼の効果

現在使われている鍼はほとんどがステンレス製で、次に多いのが銀製の鍼です。極わずかですが金製の鍼を使う治療家もいます。江戸時代には鉄製の鍼が使われていましたが、ほとんど残っていません。

ところで鍼でどうして病気が治るかという点は、未だに完全な答えはありません。一つはっきりしていることは、鍼の材質や太さ、長さ、あるいは鍼先の形などの物理的形状が治療効果に大きく影響するとはいえないことです。ほとんどの鍼灸師は自分の使いやすい鍼を使っています。また鍼の効果には、皮下に入れる鍼の深さも関係すると思われますが、深いほど効果があるともいえません。鍼の治療効果はその深さに比例しません。鍼の一種に鍉鍼《ていしん》がありますが、これは皮膚に当てるだけでまったく身体に刺入できません。慣れると、爪楊枝でも治療ができるのです。爪楊枝は木製で、皮下に入れるのは不可能です。

つまり鍼の治療効果は、鍼という道具にも、鍼刺入の深さにも関係しない。重要な点は、鍼治療は人に対して人が操作する、という点です。鍼という道具は人同士の関係を仲介する役目を担っているにすぎない、とさえいえます。

あたかも益卦のようで、患者との信頼関係があれば、治療家の風という力は雷という鍼を通じて患者に伏入しますます力を増すでしょう。この関係には何か見えない力が強く作用しています。

巽《そん》為《い》風《ふう》 ䷸

目上に順い、目下に倣うの象

⑴卦名

巽卦の風の性質はどこにでも入ることに特徴があり、それを伏入と表現します。どこにでも入るとは何事にも従うことで、それを巽順といいます。ただ、上の者も下の者の言うことに従うことが求められるので、従うということは誰にとっても必要な徳といえます。

⑵卦象

人の発した言葉はどこにでも通るという意味をもち、その代表が上の者が発する命令です。

巽卦の形象は二陽爻の下に一陰爻があるもので、この形を、入っている、伏している、人の心の中に入り込むなどと理解します。本卦は巽卦の重卦で、そのようなことを強調する意味をもちます。つまりへり下りヘへり下って人の心の中に入っていく、そのような性質をいいます。この様子は、陰爻の初六が陽爻の九二に比して従い、陰爻の六四も陽爻の九五に比して従うことに表われています。強い陽爻に柔順な陰爻が巽順しています。

⑶卦辞

「小しく亨る」とあるのは、少し通る、小さければ通るの意味で、大きなものや大きなことが従い通るのは難しいことを示しています。わずかなことは繰り返すと通ります。

⑷卦の応用：風邪

日頃臨床の場で難しいのは、「病気の原因はあなたの生活にある」ことを納得してもらうことです。風邪をしょっちゅう引く高校生。疲れるとすぐくしゃみが出て、しばらく続くと頭痛がする、鼻水が出る、そして咳が出る。それが治療を受けて治まっても、すぐまた繰り返します。治療をして治まるということは、治療後の本人の生活に再発の鍵があることをうかがわせます。

風邪症状で一番関係するのは入浴です。

現代の日本人は毎日のように風呂を使う傾向にあります。しかし湯舟に毎日入るのは、かなり身体には負担なのです。単純に考えても、風呂の湯温は四〇度強、風呂から上がると外気温は夏でも平均三〇度台です。風呂で温まって弛んだ皮膚から冷たい外気が身体の芯に入ります。これでは身体は冷えるでしょう。これを毎日のように繰り返すと、風邪を引きやすくなり、一度引くと治りにくいのです。

かの高校生は、風邪を治すためにわざわざ温熱シャワーを長い時間使っていて、むしろ身体を温めるのは良いことだと思っていたといいます。

「シャワーでもそのような使い方は身体を冷やすことになる」とやんわりと注意して、やっと風邪を引かなくなりました。言うことを聞いて実行してくれたようです。

巽卦は、あきらめずに伏入して功ありです。

風水渙《ふうすいかん》 ䷺

大風に吹かれて散るの象

(1)卦名

渙は、水が流れ広がっていくとか、氷が解けて広がっていく様子をいいます。

(2)卦象

巽卦の大風が坎卦の水面を吹いて、水が波立ち広がっていく様の形象で、ものごとが散っていくことを示しています。

家族なり一つの団体において、何か大きな問題が起こって人々の結束が緩み、気持ちがばらばらになっていくような状況です。しかしそれと反対に、色々な問題があっても家族や団体にまとめる力のある人がいれば、そのような問題がなくなる状況とも読めます。これは問題のほうに焦点がある場合です。渙は、良くも悪くもものごとが散ることです。

(3)卦辞

この主となる人を卦辞では王と表現し、「王が臣下を信用して真意をもって事に当たれば、大きなことも成し遂げられる」といいます。

ここで王とは九五のことであり、臣下とは強い意志をもつ九二と、柔順で位は正しい六四をいいます。この二人に王は支えられています。

⑷卦の応用：歯の治療

左足の坐骨神経痛で苦しむ六五歳の女性。鍼灸の治療後は、三日間痛みは治まっているが、再発する。これは何か身体に根深いものがあることを示しています。話を聞いたところ、左の下奥歯三本がいつも疼いているという。これは重要な指標です。鍼灸院は歯科医院ではないからか、患者から歯の話はほとんど出ません。また治療する側も、歯科領域については非常に関心が薄いようです。おそらく歯や歯槽の異状と身体の異状が結びつかないのではないかと思われます。この患者の歯槽はかなり骨部がすり減り、歯そのものも非常に不安定な状態といいます。もちろん歯茎を圧されると痛いようです。

病気とは、身体に何かの異状が生じて機能がおかしくなることですから、その何かが問題です。その解決方法や手段が見つかれば、病気は回復します。

ところで歯は身体で一番硬い組織ですから、当人が自覚しているかどうかは別として、身体の状態を左右する力があります。

歯の異状は生命に直結する組織だけに、その治療は全身の緊張を緩め散らす効果があります。つまり歯の鍼灸治療は身体の異状の修正につながる、ということです。

歯の異状のような深い症状（坎）でも治療（巽）を繰り返せば、あたかも渙卦のように苦しみがなくなります。

小を積んでゆっくり大を成すの象

風山漸《ふうざんぜん》

(1)卦名

漸とは、ゆっくり少しずつ進むことです。進む速さは遅いが非常に大きく育つことをいいます。

漸《ぜん》入《にゅう》佳《か》境《きょう》（ものごとがゆっくりと次第に味わい深くなっていく様子）の境地です。

(2)卦象

山（下卦、艮卦）の上にある木（上卦、巽卦）が少しずつ成長して大木になる様子をいいます。

下卦は山で止まっている象、上卦は巽卦で風の象です。

風は状況に合わせて動くので、その具合に応じて、止まっているように見えるものが動く様子をいいます。止まることが進むために必要ということです。

(3)卦辞

女性が嫁ぎ先に徐々に慣れていき、いずれ家を取り仕切るほどになる様子に例えています。

古代中国の風習では、男が女に下って結婚を申し込むのが礼に叶っていて正しいとされていました。本卦は上卦の風が長女、下卦の艮が小男なので正しい結婚です。これに対して雷沢帰妹は、長男が上卦、少女が下卦なので良くないとします。

⑷卦の応用：膝の痛み

病は、そのあり方から大きく二つに分けられます。一つはその状態が良いときや悪いときを繰り返しながらいつまでも続き、歳をとるに従ってゆっくり悪化するものです。もう一つは、進行が比較的早く悪化するものです。

進行性のものは、細菌性やウイルス性の病気によくみられますが、神経性のものでも観察されます。近頃は高齢者が多くなり、それに伴って膝の不調を訴える人も多くなってきました。確かにこれは二足歩行の弱点には違いないのですが、どうも膝の靭帯や軟骨の変形に不調の理由を置きすぎる傾向にあります。

七五歳の女性。右膝が痛くてやっとの思いで来院しました。膝に触ると、内側が腫れていて痛む。ときどき夜寝ていても痛くて目が覚める。このようなことは、一〇年前から少しずつ始まっていたようです。治療は、これも少しずつ状態が改善することを意図します。徐々に悪くなったのだから一気に痛みを取ってはいけません。患者は完治したと錯覚し、身体をすぐ使いすぎるきらいがあるからです。

全身の状態が改善すれば、つまり生命力が強くなれば、膝の抵抗力も強くなり、膝に直接何も治療を加えなくても痛みはなくなるものです。大きな結果を得るには、微風のような作用を続けて、ゆっくり少しずつ進むのがよいでしょう。これは漸卦の教えるところです。

風地観《ふうちかん》 ䷓

上の者は常に観られているの象

(1)卦名

観は観察することであり、よく観ることです。

地沢臨の卦に「八月に至れば凶」とあるのは、本卦の月を指しています。八月は旧暦です。

(2)卦象

風が地上を吹いている様子で、風が万物に行き渡る様子を示します。この風の強さによって、状況は良くも悪くもなるというものです

上卦は巽卦の風で、下卦は坤卦の大地です。風は高いところにあって四方を見渡すかのようであり、大地は下にあって高いところを見上げるかのようです。

上卦の二つの陽爻はその下の四つの陰爻を見渡し、下の四つの陰爻は上の陽爻を見上げています。このように観方には二つあり、見渡すことを風観といい、見上げることを仰観といいます。

上卦も下卦も巽順・柔順の陰卦であり、ともに消極性を示す性質があります。

(3)卦辞

卦辞は、「上に立つ者は常に観られていることを心しなければならない」といいます。

本卦は十二消長卦の一つで、新暦九月の卦です。

⑷卦の応用：透析患者

観は観察のことでもあります。臨床上重要なことは、病人の状態をよく観察することです。腎臓透析を受けて一カ月ほど経つ六〇代の男性が来院しました。まず訴えたのは、全身のあちこちが痛いということでした。

痛みというのは、困ったことに傍から判断する適格な情報がありません。まったく患者の主観的な感覚ですから、当人の訴えを信じるしかありません。客観的には、皮膚の色や動作などで類推することになります。

望診では、肌の色つやが非常に悪い。顔を始め全身が腎臓の病気特有の土気色で、覇気がない。歩く動作もおぼつかなく、杖をたよりにやっと歩ける。

問診では、両手両足にも麻痺があり、特に左の腕は全体的に麻痺状態である。麻痺も第三者にはわかりづらい異状です。

そして触診では、上半身では触られるところはほとんど痛く、非常につらそうでした。それに加えて、下腹部と膝下が非常に冷えています。

このような「観」は、「風観」で、四つの陰爻を注意深く探ることになります。

幸いなことにこれらの症状の原因が交通事故による頸部の損傷とわかり、その処置をすることで全身の痛みがほとんどなくなり、それとともに、その他の訴えも非常に改善されました。

水天需《すいてんじゅ》 ䷄

まだ時期来らずの象

(1)卦名

需は何かを待つことです。

人はもちろんのこと生物は、飲食物や生活の必需品をはじめとして、自分の外から物を取り入れることで生きています。そのように物をいつも待っています。またそれ以外にも、待つとは、時を待つ、人を待つ、自分の成長を待つなどの意味を含みます。

(2)卦象

上卦に坎卦の水、下卦に乾卦の天の形象なので、天上に雲がたなびき雨となるのをしばらく待っている状態です。また、力の充実した乾が、困難や険難の坎にさえぎられて進めず、しばらくじっと我慢して待っている状態でもあります。待つ力は大きな徳性です。本卦の主爻は九五。またこれは坎の主爻です。この爻は坎の中爻、かつ剛健な陽爻で陽の位にあり位正しく、上卦の中にあって中庸の徳を備えているので、内に充実した誠の徳を備えています。

(3)卦辞

「待つは互いに誠実な精神で感じ合うことであり、そうであれば事は盛んになる、大きな事を成し遂げられる」といいます。

⑷卦の応用：予約制の治療院

医療関係で待つとは、治療家の立場でいえば患者を待つことであり、患者の立場でいえば医者を待つ、治療を待つことです。ここで下卦の天は鍼灸師の優れた技量や誠実な人間性などを示し、上卦の水は患者の悩みを指しています。患者は悩んでいる人だから普通の状態ではないというのが大前提です。治療院の営業の仕方も色々ですが、予約制で治療するところもあります。予約制は患者にとっては受診の時間がわかり便利ですが、治療する側はある一定の時間内に治療を終える必要があり、患者の状態を予測できないことを考えると、時間に追われ精神的な負担になるともいえます。ところで予約時間によく遅れてくる患者もときどきいます。交通機関の事情で遅れることは理解できますが、往々にして毎回遅れる人はほぼ決まっていて、これは病的というべきか悩ましいことです。

つまり時間に遅れるのはその人の生き方に関係するようなことで、いわば集中力や責任感に欠ける性格ともいえます。はたしてこれは治療で治せるものでしょうか。

このように考えるのは、性格も見えない力なので精気の一種と考えられ、もし精気の弱りがこのような性格をもたらすのであれば、治療で治すことができるのではないかとも考えるからです。

これは上卦に坎卦の悩みがある需卦の教えるところです。

水沢節《すいたくせつ》 ䷻

暑さ寒さも彼岸までの象

(1)卦名

節とは竹の節のことで、竹節のように節によって色々な場面や状況が締めくくられていることを示します。

けじめがついていることです。

(2)卦象

下卦に兌卦の沢があり、上卦に坎卦の水です。

水を蓄える沢の容量は、沢の大きさに関係なく一定の限度があります。つまり、水を溜めることの節度や節制の必要性を意味します。

また下卦の兌卦は悦び、上卦の坎卦は困難で苦しみを表します。

団体のことであれ個人のことであれ、これは悦びをもって節度や規律などの苦しさに向かえば、事はうまくいくことを表しています。本卦の兌の元は乾、坎の元は坤とみれば、全陽の卦に陰爻、全陰の卦に陽爻が一つずつ入り、どちらも過ぎるのを調節しているといえます。

(3)卦辞

「事がうまく運ぶには、適度な節制が必要」といいます。

⑷卦の応用：風邪の原因

六〇代の女性で、乳がんが見つかり相談を受けていたが、自分で判断して病院で即切除してもらい、その後改めて鍼灸の治療を受けたいと来院しました。

これは確かに一つの方法で、その後、その人の状態はメキメキ良くなり、二カ月後には毎週の治療は必要がなくなりました。それでも「がんを患った身体であるから、しばらくは少なくとも月に一度の加療が理想的である」と勧めました。彼女はその言葉に従って、何もなくても月一回来院していましたが、あるときひどい風邪を引いて、咳がなかなか止まらないという。

本人は「風邪を引くようなことは何もしていない」と答えるのですが、「変わったことといえば、一週間前に自転車に乗っていて、中学生が私の直前を横切ったので『危ない』と思って自転車を放り出して倒れ、右肩を強く打ったことがあり、まだ痛い」と訴えます。

これは間違いなく風邪の原因と思われますが、なかなか一般的には結びつかない因果です。毎月定期的に治療を受けていたために、早く処置できた一例です。

毎日の生活も時間で区切られ、一週間、一カ月、一年という節で人は生きています。

下卦の一陰爻が上卦の坎卦に向かって、初爻→中爻→上爻と進んできて、坎に対峙したときが節卦の状況です。そのときには強引に進むべきではありません。つまりものごとを定期的に点検する、調整するという習慣は、人が安全に安心して生活するうえで必要なことなのです。

水《すい》火《か》既《き》済《せい》　䷾

協力者に恵まれるの象

⑴卦名

済とは川を渡ることで、既済は川を渡りきったことを表します。事がすべて成就して終わったことをいいます。

⑵卦象

上卦が坎卦で水、下卦が離卦で火なので、上にある水は下の火によって十分温められ熱くなり、食物を煮る準備ができていることを示します。すべてが整っていることは、それ以上努力する余地がなく、この後には乱れることが予想されます。現状維持に専念すべきです。整った状態は続かないということです。

本卦は、初爻から上爻まですべての位が正しいという特徴があります。初爻は陽位で陽爻、二爻は陰位で陰爻という具合です。また六二と九五はどちらも中庸の徳があり完璧です。事が十分に調《ととの》ったことを示すもので、これ以上の状態はないということです。しかし絶好調に達したものごとは後は衰え乱れるもので、伸びる、成長する力に欠ける状態ともいえます。

⑶卦辞

「大事は整っているので、後は細かいことを準備するだけである」といいます。

⑷卦の応用：膝痛の治療

八〇才になる女性Nさんの悩みは、膝が痛くてよく歩けないことです。歩けないのは両膝がO脚であるからと信じています。これは日本の女性によくみられる光景で、七〇才以上の女性は大なり小なり、そのような悩みを抱えています。おそらくは、若いときに畳の生活が長く続いたことと無関係ではないでしょう。最近は膝痛についての医薬品や手術についての情報がよく目につきますが、薬品では、痛みは緩むかも知れませんが膝関節の異状が治るものではありません。また手術も、身体を損傷しないに越したことはないのですから、避けるのが賢明です。

そこで鍼灸が求められますが、鍼灸は膝痛の原因を精気（生命力）の弱りとして、膝に直接治療することを極力避けるので、膝に負担のかからない治療法といえます。

くだんの女性は鍼灸治療を受けて、O脚は治らないものの歩行時の痛みもなくなり、毎日の外出が楽しみになりました。ところがあるとき、「また膝が痛くなった」と訴えてきました。聞くところによると、「膝の調子が良いので毎日一時間ばかり歩いていた」といいます。

このようなケースはよくあることで、治療で整った身体を維持するのはなかなか難しいものです。一般に痛みがなくなれば再発しないと考えがちですが、痛みの原因は生活のなかにあることをよく弁《わきま》えるべきなのです。

これは、既済卦の教えるところです。

水雷屯《すいらいちゅん》 ䷂

物事が初めて生まれるの象

⑴卦名

屯の字は、草木が地面から芽を出してはみたが、十分に伸びきらないで曲がっていることです。気力はあるものの伸び悩んでいる状態を示します。易に四難卦（屯・困・坎・蹇）があり、屯難はその一つです。特にこの難は序卦伝の三番目にあり、天・地に次ぐものです。あらゆるものごとは屯難を経て成就するものです。

⑵卦象

上卦の坎卦の水が下卦の震卦の雷の上にあります。水が雲のままで雨となって地上に降らず、雷は雲の下に閉じ込められて響き渡らないことを示しています。屯卦は、この雷のように、事の始めにあたりものごとが思うように行かず行き悩む様子を示します。上卦の坎卦は悩みを表します。しかしものごとの始めは何事も行き悩むもので、悩みを免れることはできません。この悩みを屯難といい、悩みは大きなことができる予兆でもあります。

⑶卦辞

「進んで事を行ってはならず、悩みの解決には誰かの助けを求めるのがよい」といいます。

大事の前には悩みがあるものです。

⑷卦の応用：鍼灸治療の可能性

本卦は、鍼灸治療の様子をよく表しています。

上卦の坎卦は患者の悩みであり、下卦の震卦が鍼を意味するとすれば、鍼灸治療のようです。鍼灸治療の理想は、できるだけ他の治療法を取り入れないで鍼灸のみで治療することです。しかしさらに理想的なのは、もし鍼灸治療で困難なことが起これば、他の治療を勧める心の余裕をもつことです。

よくあることで、子宮筋腫などを患う患者からの相談として、手術を嫌い鍼灸治療で治ることを期待する場合があります。

治療家もそれを受け入れて加療するものの、途中で経過が思わしくないことが起こっていれば、他の医療機関を受診するように勧めることも必要になってきます。

鍼灸の理論からすれば子宮筋腫を縮小することは可能ですが、治療開始の時期が遅かったり、治療家の技量がなかなかそれに伴わなかったり、治療回数や間隔に制限がある、さらにそれに加えて治療後の患者の生活を完全にコントロールできないなどの事情があれば、思わしくない結果を招くことがあります。そのようなときには、他の医療機関を受診することを勧め、その術後に体調の快復を期待して鍼灸を再度受診するように勧めるのがよいでしょう。

屯卦には、鍼灸治療のこのような状況も含んでいると思われます。

水風井《すいふうせい》 ䷯

人を潤し養うの象

(1)卦名

井は井戸です。

(2)卦象

坎卦である水の下に巽卦の釣瓶《つるべ》があり、それを使って深いところにある水を汲み上げる様子を示します。井戸はその水が清ければ人や物を養う力があり、その水はいつまでも尽きません。清い水を人に例えれば、限りなく社会に貢献する能力や才能のある人を指します。

しかし水に届かない釣瓶とか釣瓶の縄が用意されていない、あるいは釣瓶が壊れていては、いくら水が清くても汲み上げられません。人の能力もこれと同じといえます。

上卦の坎卦はここでは誠実を意味し、下卦の巽卦は従順を意味します。それに中庸爻の二爻と五爻が陽爻なので、社会に貢献するというこの卦の徳はうまく行われます。

(3)卦辞

「井戸は移せない。汲み上げた水は使わなければ意味がない」といいます。

清水は社会のためにあります。汲み上げられた清い水は人を養う力をもっているもので、そのような水は尽きることがありません。本卦は養いの卦といえます。

⑷卦の応用：鍼灸の新しい観点

鍼や艾を使って人の悩みを解消するという方法は、人の思考方法を超えたものに違いないでしょう。この治療法が発案された当初は、痛むところに鍼などで直接刺激することから始まったと思われますが、その後経絡などの発想が加わり、痛むところから離れたところに治療点があることもわかってきました。

最近までは、その関連性は経絡というラインでかなり関係づけられているとされてきました。しかし『易経』の教える内容を重ね合わせると、両者の関係は単純でないことが読み取れます。『易経』は、五感で感じ取れない精気という宇宙の力を前提として、それが物を生むという理論で世界観を生み出しました。この「生む」という行為を生命体に当てはめれば、精気を生命と言い替えることができます。これは生命体という「物」が生命で満たされているからです。そこで、痛みなどの症状はその部位だけの異状ではなく、生命体の異状として捉えることができます。

生命は、いわば池の水のようです。そのようにみた場合、上卦の水は動かなければ澱んでくる、身体の苦しみ痛みは池の水の澱《よど》みのようです。下卦の巽卦で池の水を掻き混ぜ、風を水の下に送りこめば波が起こり、その波動で水の澱みをなくすことができます。それは経絡に拘らない新しい治療法といえるでしょう。水の澱みが解消されると同時に、池全体の生命も活性化します。まさしくこれは、井卦の意図するところです。

坎為水《かんいすい》 ䷜

泰然自若の象

⑴卦名

この坎卦は重卦なので、川を渡り終えてもまた川がある様子をいいます。卦辞に習坎とあり（習は重なること）、坎が重なっている卦とあります。川は困難の象徴で、そのため困難が次々と現れることをいいます。本卦は四難卦の一つです（「沢水困」九四頁参照）。

⑵卦象

陽爻が陰爻の間に挟まって、動けない状態を強調しています。一方、一陽爻は坎卦の中心にあって、卦の充実している様子を表しているとみることもできます。水は色々と困難な状況を生み出す反面、形を変えてもその性質は決して変えないという点は、身の周りの状況の動きに惑わされないしっかりとした心《こころ》を表しているといえます。それに加えて、九二と九五の二陽爻はどちらも坎卦の中爻で中庸の徳を備えているので、陽爻で剛健であっても過ぎることがありません。坎難をただ恐れるのは禁物です。

⑶卦辞

「身の周りの不安定な状況にあって、心が動揺することなく泰然としていれば終には道が開ける」といいます。

⑷卦の応用：主訴と副訴

患者には必ず主訴があり、患者はその解消を期待して来院します。しかし身体には、主訴以外にも副訴ともいうべき異状が必ずあります。その筆頭は脈や腹部の異状です。脈の異状はほとんど患者にはわからず、腹部の異状も、よほどお腹が張るとか痛むとかでない限りわかりません。それ以外にも、膝や肩の関節、腰周りなど、主訴でなくても触診すると異状があることがよくあります。一般的には、主訴を第一の異状とすれば副訴は第二の異状です。しかし身体は生まれたときから一体のものなので、それらの異状に境界線を設けて区別することはできません。

人の身体は一つの受精卵から始まり分割しながら大きくなったものです。成人が六〇兆もの細胞からなるというのも、細胞が大きな一つの塊では、身体を機能的に動かすことはできないため、分割しているに過ぎません。

だから治療も、全身が一つであることを前提にして行うのが理想的です。つまり一カ所を刺激したとすれば、その影響はその部位や狙った箇所だけでなく、全身に及ぶということをいつも考慮するのです。

主訴は患者の自覚に過ぎないもので、副訴より重要かどうかは一概にいえないでしょう。重要なことは、身体を維持している精気の異状がどの程度かということです。

その程度は、坎卦の示す困難の内容によります。

水山蹇《すいざんけん》

良くない傾向に向かっているの象

(1)卦名

蹇は足萎えのことで、歩くときに釣り合いがとれず、歩くのが難しいという意味です。本卦は四難卦の一つで、険しくて越えがたい山があり、さらにその前に流れの激しい深い川がある状況です。

(2)卦象

上卦に坎卦の水、下卦に艮卦の山の形象、つまり苦労して山を越えていってもその向こうに大きな川があり、行く手を遮られることを示します。ものごとを進めるのは困難な状況です。そうであれば、苦労してまで無理に進まないほうがよいと教えます。

自分の能力を超えた受験などでは無理は禁物ですが、九五や九三のような適当な指導者を複数得られれば、乗り切れる可能性があるとみます。「平地に向かうべし」といいます。

(3)卦辞

「西南に利《よろ》し、東北は不利《よろしからず》、大人に見《あ》えば利し」といいます。これは西南の方向は坤の方向で平地。東北は艮の方向で険しい山のあるところ。足萎の体であれば、できるだけ負担のかからない平坦な土地に止まるのがよいとします。大人である九五や九三を見つけるのがよいとします。

(4) 卦の応用：外傷の処置

六五歳の男性Aさんの訴え。出生は帝王切開で元気に生まれたが、一八才の時、脚立に乗って作業をしていてバランスを崩して脚立ごと倒れ、地面に叩きつけられたとのこと。そのとき左太ももの中央より少し下で大腿骨を折り、整形外科で手術を受ける。手術は、骨折部に金属を入れ、骨が修復するまで患部を固定するものでした。六カ月ほどして金属を取り外したが、骨は修復したものの傷口がいつも疼き、右足に重心をかけて歩かざるを得なくなった。そのため左足は細くなり、正座もできず、夜寝るときも左足を十分に伸ばせず、身体の左側を下にすると太ももが痛む。このような生活がかれこれ五〇年も続いている。幸いなことに縁あって治療することができ、いまでは歩行も正常になり、正座もできるようになっています。

人は様々な身体の悩みを抱えて生きていますが、外傷は先天的な影響のまったくない事情ですから、いわば自己責任の範囲のものです。しかしそれは、その後の人生を左右するといっても過言ではありません。

下卦の艮は脚、上卦の坎を背負って一生懸命歩いている状況です。適切な処置を受けて坎を取り除けば解決します。

もし外傷を受ければ、できるだけ早く治療を受けることです。特に古い外傷は、蹇卦のようになる可能性が大きく、自力での解決は難しい状況です。

水地比《すいちひ》 ䷇

互いに親和性が強い間柄の象

⑴卦名

比は親しみ助けることで、人々が親しみ合い助け合うことです。比の文字は、人が二人並んでいる様子といいます。

⑵卦象

下卦は坤卦の大地であり、その上に坎卦の水がある形ですから、水が地面に浸みて吸い込まれる様子をいいます。

つまり土と水が親しみ合い、大地が潤い水の作用が生かされて草木が成長するのを助けます。

本卦は一陽五陰卦で、陽爻の九五が中庸の位にいて、位は正しい。この爻の徳は剛健で、陽としては理想的なものです。九五が他の五つの陰爻を統括しているとは、天皇が国民をまとめているようなことで、国民がみな天皇を尊敬している様子です。そのなかにあって六二は中庸の徳があり、日本でいえば総理大臣のようなまとめ役です。

⑶卦辞

「人に親しむには慎重にするのがよい」といいます。親しむ人は、愛情が豊かで、正しい道を守り、末永く交われることができる徳を備えていることが望まれます。

⑷卦の応用：誠意ある臨床

治療とは、人が人を助けることです。治療家はそれを職業とし、生活の生業としていますが、治療することで利益を得て財をなすというものではありません。もしそれが許されるのならば、病人が増えることを悦ぶことになります。ここにこの仕事の矛盾がありますが、その矛盾を解消するのは誠意ある臨床のみです。そこで思い出すのは、山本周五郎作『赤ひげ診療譚』です。この物語は、長崎で蘭学を修めた主人公の保本登《やすもとのぼる》が小石川養生所の所長で通称・赤ひげといわれている新出去定《にいできょじょう》を訪れ、見習いとなるところから始まります。

「現在我々にできることで、まずやらなければならないことは、貧困と無知に対するたたかいだ、貧困と無知とに勝ってゆくことで、医術の不足を補うほかはない」

「病気が起こると、或る個体はそれを克服し、べつの個体は負けて倒れる。医者はその症状と経過を認めることができるし、生命力の強い個体には多少の助力をすることもできる、だが、それだけのことだ、医術にはそれ以上の能力はありゃあしない」

本卦を卦象からみると、九五が唯一の陽爻、また中庸爻で正位なので、他の陰爻が九五に助けを求めていると読めます。九五が鍼灸師、陰爻を患者とすれば、九五は分け隔てなく治療を施してこそ、比卦の精神が体現できるのです。赤ひげは、貧者には無償で治療を施します。

現実にはなかなか真似できませんが、誠意をもって治療を施すことが比卦の意味です。

山天大畜《さんてんたいちく》 ䷙

小から始めて益々大となるの象

⑴卦名

畜は、止める、蓄える、養うことです。それを大なる者が行うということです。易では、大を陽とし小を陰とします（「沢風大過」九二頁参照）。

⑵卦象

上卦の陽卦である艮卦が下卦の陽卦である乾卦を止めて、蓄え、養うことをいいます。艮卦と乾卦はともに大きいことを意味し、大きな山が天の元気を十分に吸収して止め蓄えて、山の草木が十分に養われて繁る様子です。

この卦象を爻からみれば、上九という陽爻が、下卦の三陽爻である乾卦を留め置いて蓄えているとみます。三陽爻は非常に大きいものですから、当然上九の陽爻はさらに大きいものということになります。

ある会社の社長が有能な部下を身近に集め、会社の隆盛を計るなどのことです。大なる者はさらに蓄えます。

⑶卦辞

「外に出て働くのがよい」といいます。

⑷卦の応用：三浦梅園

江戸時代中期の医者、三浦梅園（一七二三―一七八九年）。彼は思想家、自然哲学者といわれますが、出身は豊後国（現大分県國東市安岐町富清）の片田舎で、そこからほとんど外へ出ることなく、天や天地を考え抜いた人です。著書に『玄語』などがあり、朱子学と『易経』に基づいて、あらゆる現象の根元を突き詰めようとしました。「形のあるものを物といい、形のないものを気という」「重さのないものはみな気である」。例えば、空気、光、電気、磁石の力、温度、エネルギー、生命、心、時間、空間などです。「気が集まって物ができる」「物が細かくわかれると気になる」「水は気が物になったもので、火は物が気になったものだ」。「気が集まって人の形ができ、形ができると気が宿る。この気が心であって、性質、感情、欲望、ものを知る働き、運動はみな気である。このことを生といい、この気が散って人の形がなくなることを死という」。「この世で、……すべての物を取り去ったら、限りなく広い空間があるだろう。……これは気であり、気がいきわたっている。……物があって初めてそこが中心となって方向や上下が決まる」。「未来と過去の境がいまで、分けることができないほど短い瞬間である。これが時である」★。

梅園は、上卦艮卦のようにじっくりと構えて、ものごとを気の発想に還元して判断する乾卦の思考を養い続けたといえます。これは大畜卦の象といえるでしょう。

★三浦梅園研究会著『少年少女のための三浦梅園先生の哲学』（一九九八年）

山沢損《さんたくそん》 ䷨

下が損して上が益すの象

⑴卦名

損は有るものが減って少なくなること、または少なくすることをいいます。失うといってもただ失うのではなく、下のものが減って上のものが増える状態と理解します。

⑵卦象

上卦に艮卦の山、下卦に兌卦の沢なので、沢が深くなるほど山は高くなる、沢の土が減って山が高くなることから、下が損して上が益すとします。

あるいは沢の気が上に昇って山を潤し、山に生える草木などの万物に生気を与えるとみれば、下が損して上を益すといえます。

この卦の元を地天泰（䷊）とみて、上卦の艮卦上爻と下卦の兌卦上爻が入れ替わったとみれば、泰卦の下卦が損し、上卦が益したといえます。呼吸は、息を吐いてから吸います。

⑶卦辞

「損する行為には誠意が必要」といいます。世に様々な奉仕活動があります。これはどれも誠意の下で行われ、その見返りを期待してされることではありません。しかしその活動は、何時かそれをした人たちに有形無形のお返しとなることも事実です。

⑷卦の応用：打撲のうっ血処置

打撲を受けると痣《あざ》ができます。これは打撲による損傷部位を修復しようとして、そこに血液が送られるからです。打撲を受けたところは赤く腫れ、うっ血状態になります。ときには皮膚が破れて出血するでしょう。むち打ち症のように頭が前後に強く揺さぶられると、項部頚椎にうっ血がみられます。項部にうっ血があればほとんどの場合圧痛があり、ときには自発痛があります。

ところが時間が経つとそのうっ血は消えて苦痛もなくなります。怪我は治ったと思われ、打撲は人の記憶から忘れ去られます。しかしここに無視できない身体の仕組みがあります。身体は一つの受精卵から成長したものですから全身は一体です。そのため、打撲の影響は全身に波及し、同時に打撲を受けたショックも全身に作用します。身体はこの二重のダメージを被るのです。つまり身体的損傷と精神的損傷です。さて時が経って、原因不明の病気になることがあります。例えば子宮内膜症。このとき昔の打撲の影響が関係していることは否定できません。項部のうっ血痕や圧痛は、生活の無理があるといつか病となって表れます。

もともと乾卦であった下卦の上爻が損傷し、その陽爻が上卦・坤卦の上爻にまでせり上がっていった様子です。表面的には、治っているようにみえても、外傷の痕跡が裏に隠れているとみます。損傷を補うにはうっ血処置をすることですが、この処置は損卦に通じるものがあります。うっ血を取り去ることで精気が蘇るからです。

山火賁《さんかひ》 ䷕

内も外も美しいの象

(1)卦名

賁とは飾ることです。山の下にある火を太陽とみれば、夕日となります。賁は、夕日によって山の木々が美しく映えて見えることをいいます。また賁を文飾《かざり》の卦ともいいます。

(2)卦象

上卦の艮卦は陽爻の下に二つの陰爻がある陽卦、下卦の離卦は陽爻に陰爻が挟まれた陰卦です。どちらの卦も、陽爻で外面の美しさを表し、陰爻で内実を示して外面の美しさを引き立てています。

飾るということは物をただ美しく見せるだけではなく、調和や秩序が求められることを示しています。飾りは上辺だけでは虚飾となるもので、そのなかに質の高さが求められます。人間関係でも同じです。この内実と表面の関係は陰と陽で表現されます。表面の美は内実によります。

つまり飾りは、陰だけでは美しくなく陽だけではけばけばしくなるだけです。陽のなかに陰が混じって、または陰のなかに陽が混じって初めて落ち着いた飾りになります。

(3)卦辞

「飾りは少ないほうがよい」といいます。

⑷卦の応用：アレルギー症状

最近は、アレルギーを訴える患者が増える傾向にあります。一般にアレルギーは、花粉、ほこり、ダニ、食べ物に過敏に反応する体質を指していますが、元々は細菌やウイルスに触れて免疫力が高まった後に、再度同じものにさらされると起こる過敏性反応のことです。

この反応が始まると、皮膚が赤く腫れて過敏になり痒くなるなどの症状が、ところかまわず表れます。子どもは、好きなものが食べられなくなりかわいそうです。子どものときに過敏性反応になるということは、先天的な要素が少なからず背景にあることをうかがわせます。

赤いとか痒いという症状は、身体の表面に熱が浮いている状態と理解します。

ある年の初めに、三五歳の女性Bさんが、正月明けになるとアレルギーが出て困る、と訴えてきました。正月明けの時期は、暮れからの正月準備の疲れに加えて、正月料理を食べ過ぎる、家族との歓談などで身体はかなり疲れているはずです。

このような状況から考えると、アレルギーになるのは、精気である生命が弱まり、それによって体熱を調節することができなくなった状態と想像できます。

その結果、身体の芯である賁卦の下卦・離の力が弱るため、上卦・艮の陽の力が強くなって賁となって表れているものです。

ここでは、離が身体の芯となります。

山雷頤《さんらいい》 ䷚

心身を養うの象

(1)卦名

頤は「おとがい」と訓読みし、顎のことをいいます。

(2)卦象

口の働きはその者を養うことなので、頤を「養う」とします。

自分を養うには、自分で物を口に入れることが大切だと説きます。顎は命の元です（「火雷噬嗑」一〇六頁参照）。顎の動きを観察すると、上顎は動かず、下の顎が動いて食べた物を咀嚼したり、話をしたりしているのがわかります。卦象は上顎は動かないから山とし艮卦を、下の卦は動きを表わす雷である震卦を当てます。また六爻の並びの形象をみると、上九を上顎の歯茎《はぐき》、初九を下顎の歯茎とみて、それらに挟まれた陰爻を歯とすれば全体で口を表わしているといえます。

ここに養うことの意味を読み取れますが、養うとは単に肉体を養うだけでなく、心を養う、気を養う、物を養うなど、色々な養いをみることができます。

(3)卦辞

「口に入れる物（口実）は間違いがないか注意する」といいます。口に入れる物は、自分で判断して入れるのだから、その良し悪しも自分で判断することなのです。

(4)卦の応用：歯は全身の鏡

歯は、身体のなかでは一番硬い組織です。硬い組織がダメージを受けると、生命に直接的に影響します。

九三歳の女性Nさんが、総入れ歯が痛くて物が食べられないといって来院しました。このように歯に問題があると食事ができないため、これは即、生命に関係することになります。

動物の動きはこのことをよく表していて、もし歯が損傷すれば動物には即、死が訪れます。下顎は顎関節で上顎と繋がり、上下左右に動くようになっていますが、食事以外は、いつも上顎と少し離れています。口を閉じていても、上下の歯は触れていないものです。つまり黙っているときや話をするとき、上下の顎は互いに触れていないのです。

上下の顎が近づいて歯が触れるのは、食事のときか、わざと歯を鳴らすときです。ときに夜寝ているときに無意識に上下の歯を噛合わせることがあります。歯を食いしばるとか歯ぎしりをすることもありますが、これらは歯を消耗することで身体によくありません。アイスホッケーでは、歯を摩耗している選手が多いと聞きます。かなり緊張する競技のようです。

本来は、頤卦のように上顎と下顎がきちんと向き合ってしっかり噛めるのが望ましいのです。先のNさんには、痛む歯肉に灸を一壮すえて解決です。

頤卦は養いの卦です。

山風蠱《さんぷうこ》 ䷑

新しいことが求められるの象

⑴卦名

蠱の文字は、皿の上に虫が湧いている様子で、物が腐っている状態を表します。時間が経って物が腐敗している状況で、本卦はどうしたらそれを改革できるかを説いています。

⑵卦象

上卦は艮卦で山、下卦は巽卦で風ですから、風が山にさえぎられて抜けられない状態、つまりものごとが澱んでいる様子を示します。

上卦を三男、下卦を長女とみれば、年上の女が年下の男を誘惑している象ともいえます。また艮卦は陽卦ですから剛であって動かない、下卦の巽卦は柔なので、従うことはしても上のすることを注意せず、上下の意思の疎通がありません。

つまり上の者は勝手に事を進め、下の者はそれに意見しない状況です。新しい事が求められているといえます。

⑶卦辞

「新しい事が求められているが、慎重にすればよい」といいます。ものごとは腐っているのだから、思い切って改革しても事は成就します。

⑷卦の応用：頭寒足熱

健康についてよくいわれることに、「頭寒足熱」があります。

これは「人の頭部は熱しやすく下肢は冷えやすい」ということの裏返しです。頭に熱が昇りっぱなしだと身体が冷える、あるいは身体が冷えていると頭に熱がこもるとも理解できます。

もともと熱は上に昇る性質があり、身体に力があればその熱を下に降ろして循環させることができます。この力があることが健康を意味します。

最近では「ヒートショック」という言葉も耳にしますが、特に冬場、年寄りが風呂場で意識を失うとか、湯に浸かっていて溺死するとかの不幸なできごとも統計的に生じています。

要は歳をとるとそのような環境に順応する力が弱くなり、循環器系の異状が起こりやすい。熱を下に下げる力が弱くなって、頭部に熱がこもり下肢が冷える状態に陥りやすいのです。

ところで頭寒という言葉には注意が必要です。意識を失うなどの発作が起きたとき、一般に頭を冷やせば頭寒になると思い、保冷剤などを直接頭に当てるのですが、頭寒というのは頭皮が涼しい程度のことをいいます。

そこで熱中症のように逆上せて失神等を起こしたときは、身体の末端の手足をこするなどして身体を温めることが第一で、頭を急に冷やしてはいけません。

なぜならば、身体の上下の精気の交流が滞っている蠱卦の状態だからです。

山水蒙《さんすいもう》 ䷃

良き指導者が必要の象

(1)卦名

蒙は、まだ知恵や知識が十分に発達しておらず、色々なことに暗い状況を指しています。

(2)卦象

上卦である艮卦の山の下に、下卦は坎卦の水の象です。

この水はいずれ大河となるものの、山から出たばかりではまだ細い流れです。つまりまだ幼稚でものごとがわからない状態なのです。水を山の下にある雲とすれば、取り巻く雲で山の姿が見えないとか、曖昧ではっきりしない状態を表しています。

水を険難とすれば、それを前にして山は止まって進めません。

蒙は、いまは足踏み状態ですが、いずれ知恵が明らかに開かれて進むといいます。

本卦の爻の特徴は、九二と六五にあります。九二は下卦の中庸爻なので理想的な指導者、六五も艮卦の中庸爻であるため、その指導を受ける理想的な初学者です。九二と六五は互いに応じていて、教え教わる関係は良好といえます。

(3)卦辞

「誰かを立てて進むのがよい」といいます。

(4)卦の応用：はり師・きゅう師

はり師・きゅう師は国家資格で、鍼灸の専門学校に三年通い国家試験に合格して得られます。

しかし三年の学校生活では、技術を身につけるのはなかなか大変です。そこで卒後に臨床を教える色々な講習会が活躍しています。鍼灸治療に必要な要点は、少なくとも三つあります。

一つ目は、鍼灸の道具の使い方です。鍼の種類は、大きく分けて刺す鍼と刺さない鍼、そしてうっ血を処理する鍼の三種です。灸も少なくとも二種類の艾を区別します。上質のものと粗いものとです。二つ目は、病気を判断する理論を身につけることです。その理論に従って鍼や灸を使い分けるからです。三つ目は、その理論の背景となる思想を知ることです。

著者は、上古に生まれた易から発展し、古代中国にまとまった『易経』の考え方に基づいて、鍼灸臨床をしています。

易は東洋思想の根元として重要であり、その宇宙観で病や治療を理論づけることができるからです。人類の住む地球は宇宙の一部です。そのため人類は宇宙の動きに従って生きていて、それに逆らえません。そのような考えに基づく鍼灸の術を会得するには、『易経』の教える思想を学びつつ、それに基づいた治療理論を理解し、鍼や灸の扱いを追求することになります。

鍼灸の世界に入るには、低いところを流れる水（坎）が高い山（艮）の頂きを目指すごとく、蒙卦の精神が必要です。

艮為山《ごんいざん》 ䷳

動かないことが大切の象

⑴卦名

艮卦は止まっている、動かない、安定している、動揺しないという意味の卦です。

⑵卦象

上卦・下卦ともに艮卦で重卦です。動かないことを二回繰り返し止まっていることを強調します。本卦は動かないことを強調する卦ですが、序卦伝ではその前に震為雷を置き、散々動いた後の状況をいいます。動物や人は動くことに特徴がありますが、休まずにいつまでも動き続けることはできません。ときどき休み止まることが大切で、それによって次の新しい動きが生まれるのです。人の一生はそれの繰り返しです。下卦艮卦の上爻で止まり、また動き出し、上卦の上爻でまた止まるという形象です。

⑶卦辞

「まったく動かない人の心は背中にいるようだ。なぜなら背中には目もなく、耳もなく、口もなく、鼻もないから自分がいるということさえわからない。だから他人がいるかどうかもわからない。これでは外のものごとに心を動かされることもなく、欲望もないような状態で、何の過失もないから咎められない」といいます。

⑷卦の応用：総入れ歯

あるとき「右の腰が痛くて仕方がないから、何とかしてほしい」という八〇才の女性が見えました。

聞けば「かれこれ一〇年前からこの痛みは始まり、これまで色々な病院に行ったが埒が明かない」といいます。もちろん鍼灸の治療も受けたことがあります。

確かに難症でした。一つの理由は、その女性の母親も同じ痛みで苦しみ「一〇年間苦しみ抜いて亡くなった」というのですから、先天的な要素が強く絡んでいるからです。

仕事は農業ですが、食事をはじめ生活に後天的な問題となる要素も見つかりません。

何かあるはずと考え、気づいたのが上下の総入れ歯でしたが、本人は「入れ歯が合わなくて痛いということはない。食事をするにも何不自由がない」といいます。

しかし入れ歯は疑わしい。常に身体（顎）を叩いているようなものだからです。

そこで入れ歯を取り外し、歯茎の状態からおかしいと思われるところに灸をします。

処置はこれだけですが、これまで変化のなかった腰の痛みが緩み始め、夜眠れるようになったのです。総入れ歯にしたのは一〇年前で、自分の母親も総入れ歯だったと話してくれました。

治療は長生きのためではなく、生きている間の苦しみを取り除くためとしみじみ思います。

艮卦のような頑固な症状は、生命に直接関係する歯槽に鍵がある一例です。

山地剝《さんちはく》 ䷖

旧きを去り新しきを生ずるの象

(1)卦名

剝ははぎ取ることです。一陽五陰卦で、艮卦の意味を含みます。

(2)卦象

上卦が艮卦で山、下卦が坤卦で地ですから、山と地が一体になっています。それは、高くそびえているはずの山が崩れて、地面と同じように平らになろうとしているようにもみえます。観方を変えれば、艮卦の止まる意味と坤卦の従うという意味を踏まえて、そのときの状況に無理に逆らわず従って止まっているとも読めます。剝の意味は剝ぎ取るとか剝ぎ落すことですが、これは陰が徐々に陽を剝ぎ落してきたと読むからです。

この陰を具体的にどのようにみるかは個々の状況によります。一般的には、力のない者が徐々に力を蓄えてきて大きな勢力となってきたと想像できます。そのとき最後の陽には、そのような陰の力を止める力が備わっているともいえます。

(3)卦辞

「自分の道を守って、状況に逆らわないのが得策」といいます。

本卦は十二消長卦の一つで、新暦一〇月の卦です。

⑷卦の応用：発熱と解熱

発熱を経験しない人はほとんどいないでしょう。発熱には三種あるとみています。身体の上部が熱くなるもの、表面が熱くなるもの、そして内部が熱くなるものです。

上部とは頭部や顔面など、表面とは皮膚や粘膜など、内部とは脳や五臓などです。もちろん発熱が二カ所以上同時のこともあります。また発熱とは体温が高くなることだけではなく、皮膚が赤くなったり痒くなったりするものも含みます。つまり陽的な症状一般のことです。

しかしどの発熱にも共通した原因があります。それは精気である生命が弱っていることです。身体は生命で維持されているからです。

生命の力が落ちると、平熱を維持できなくなります。その結果、熱をうまく循環させられず熱が偏り浮いてくる、つまり発熱です。日常的に経験する発熱の筆頭は、上部や表面では風邪やアレルギー、胃炎です。身体の内部では循環器系です。

治療で少しずつ生命が回復すると、それに伴って解熱します。解熱は発熱に対する言葉ですが、アレルギーなどの皮膚疾患も治まってきます。解熱剤を処方する方法は、鍼灸の立場からいえば課題が残ります。発熱は生命力の低下を示すものなので、解熱だけの処置では生命が十分回復したかどうかが不明だからです。

剝卦のように、陰卦が増えるに従って陽卦が減るのが望ましいでしょう。

地《ち》天《てん》泰《たい》 ䷊

交わりが滞らないの象

⑴卦名

泰は陰の気と陽の気が通じ合うことをいいます。天と地の関係のように物と物の間の気の流れが良いとか、人間関係においても互いの意思の疎通があるなどのことをいいます。

⑵卦象

下にあるべき坤卦の地が上卦にあり、上にあるべき乾卦の天が下卦にある形象です。

これは地の気は下に向かい天の気は上に行く性質を考えれば、上下の気が通じて交流することを表しています。物の気が通じ合い、人の気が通じ合うことです。ものごとの安定とは交流のあることです。

⑶卦辞

「陰が外に向かい、陽が内に来るような気の流れはよい」といいます。本卦は十二消長卦の一つで、新暦二月（旧暦の正月）の卦です。十二消長卦とは、陰爻と陽爻の関係を一二カ月に当てはめたものです。冬至のある地雷復（䷗）を歳の初め（新暦一二月）とすれば、一陽長じた（延びた）新暦一月は地沢臨（䷒）、新暦二月は地天泰、さらに一陽長じれば雷天大壮（䷡）になる、という具合です。

(4)卦の応用：大気循環

地球を包む大気は、太陽からの熱で温められて軽くなり上昇します。上昇した大気は上方で冷やされて、雨となって大地に戻ります。この現象はおそらく地球独特のもので、四六億年前に地球が誕生して以来、少しずつ整えられてきたものです。地球の安定に必要な根元的な要素は大まかにいえば二つあって、一つは太陽と地球と月の重力、そして二つ目は太陽からの熱です。

幸いなことに地球は水で包まれています。その水に対して、太陽の熱と引力が作用することで、先に述べた水の循環ができ、それは大気の循環となって表れています。人はその水を媒介として、重力と熱の影響を受けて生きています。そこで正常な人の生きている状態を確認してみましょう。正しい生活とは、夜は熟睡できる、日常的に呼吸の異状はない、適度に空腹を感じ食事をしても異状な膨満感がない、外気の温度や湿度に順応できる、仕事による疲労感を覚えても回復が早い、他人との交際も適度で、良い精神状態が保たれている。

また身体は、正常であれば色々なものを発散しています。まず滞らない二便の排泄や月経、適度な発汗があり、安定した体温や皮膚温、そして皮膚に異状なシコリがなく皮膚色も落ち着いている、垢、爪、脱毛など皮膚の代謝は安定している、皮膚感覚や五感覚に異状がないなどです。このような状態であれば、陰の気と陽の気はよく交流していて、泰卦の状態にあるといえるでしょう。

地沢臨《ちたくりん》 ䷒

下の喜びを受け入れるの象

(1) 卦名

臨はのぞむことで、これは上から下をみることです。上卦の坤卦の大地は、下卦の兌卦の沢よりも一段高い場所に位置しているとして、上から下を見下ろす様子とします。

(2) 卦象

坤卦は柔順、兌卦は悦びの卦です。これは上の者は柔順の姿勢で、下の者の悦びを受け入れる姿勢が求められる状況です。そのような姿勢が求められるときは、一つは上の者が下の者に臨むとき、二つには下の者が悦びの態度で接してくるとき、そして三つには下の者が、陽の性質で三爻、四爻とだんだんと増えてくるときです。また四つの陰爻（小の者や事、力のない者）が二つの陽爻（大の者や事、力のある者）を治めているとみることができます。積極的な二つの陽爻が消極的な四つの陰爻を導くとも読めます。

(3) 卦辞

「事は順調に進む」が「八月の凶事に向かっている」といいます。八月は旧暦で現在の九月（風地観）のこと。それから逆算して、地沢臨を新暦の一月とします。一年の一二カ月を表す十二消長卦は、本卦に基づいて引用されたようです。

⑷卦の応用：咸臨丸

臨卦といえば、江戸幕府海軍が所有の咸臨丸が有名です。一八五七年から一四年ほど就航した日本の最初の軍艦です。

この船が知られているのは、不平等条約として知られる日米修好通商条約（一八五八年、ポーハタン号船上で調印）の批准書をアメリカと交換するため、遣米使節団が派遣されることになった折、正使新見正興などの乗ったポーハタン号に随伴して、航海訓練も兼ねてアメリカに派遣されたことによります。派遣は一八六〇年（万延元年）のことでした。

その際、勝海舟が艦長格として乗船しサンフランシスコを往復しました。福沢諭吉も同乗していました。航海は往路に三八日間、復路にはハワイ経由で四五日間かかりましたが、往路では日本人の乗組員はほとんど船酔いして、操船ができなかったといいます。

この条約締結は天皇の勅許がないまま締結したことや不平等な内容であったことから、日本に大きな政争を巻き起こしました。咸臨丸が日本を離れている間に将軍の継嗣問題などが起こり、また当時の老中井伊直弼は条約反対者を排除する方針をとり、いわゆる安政の大獄が起きました。その結果、桜田門外の変（一八六〇年）が発生し、井伊直弼は暗殺されたのです。

咸臨は九二の爻辞です。咸は感じるに通じ、六五と応の関係にあります。咸臨丸は時の幕府（六五）に臨まれ感じてつくられたということです。ちなみに造船はオランダでした。

地火明夷《ちかめいい》 ䷣

知恵を表に出さないの象

⑴卦名

夷は傷《やぶ》れることをいい、明夷は、はっきりしていて明らかなものや事柄が破られ損なわれることです。明らかなものとは、ある事（存在）がはっきりしている状態をいいます。

⑵卦象

下卦は離卦で太陽、上卦は坤卦で大地なので、地の下に太陽が没して夜になっている様子です。一方、心の中に離卦である明智をもち、その外側は坤卦の柔順で包んでいるとみることができます。心に太陽をもって、それを表に出さない様子でもあります。

この卦象は、本卦を二つの面から観たものです。一つ目は序卦伝に従って火地晋の次に本卦があることを受けた観方です。太陽が昇った晋という明るい状況が転じて、本卦は大地に太陽が没した状況をいうものです。これによればものごとの判断は否定的な内容になるでしょう。二つ目は、従順の徳を備えた坤卦の下に（内に）文明の徳をもつ離が秘められている、とみるものです。これは将来に向けてものごとの可能性の大きいことを暗示しています。

⑶卦辞

「知恵は内に隠してよし」といいます。

⑷卦の応用：佐久間象山

江戸時代後期の信濃松代藩士に佐久間象山（一八一一〜一八六四）がいました。★下級武士の子でしたが、一八三三年に江戸に遊学し、儒学の第一人者である佐藤一斎の門下となり、朱子学、詩文を学びます。一八三九年に再び江戸に出て神田に塾を開き、西洋書物を研究し兵学を講義します。門下に勝海舟、吉田松陰、坂本龍馬らがいました。しかしアヘン戦争（一八四〇〜一八四二）の衝撃を受け対外的な危機に目覚めます。一八四四年にオランダ語を学び始め、兵学の第一人者である江川太郎左衛門に入門して西洋砲術を学び、やがて自ら砲術の塾を開きます。一八五四年、再び来航したペリーの艦隊に吉田松陰が密航を企て失敗。彼が象山の弟子であったことから象山も連座し、伝馬町の牢屋敷に入れられ、ついに松代に蟄居の身となりました。一八六四年、一橋慶喜に招かれて上洛し開国論を説きます。しかし当時の尊皇攘夷派に狙われ、同年七月一一日、三条木屋町で前田伊右衛門、熊本藩の河上彦斎らによって暗殺されます。享年五四才。その日、象山は家を出るとき易を立て「沢天夬の上爻」を得ます。爻辞は「号《さけ》ぶことなかれ。終に凶あり」でした。象山は儒学から知識を蓄え思考を続け、最後には蘭学までも身につける勤勉家でした。開国論者でもありそれを実行に移そうとしました。そのために暗殺されたといえます。象山は明夷卦のような人物で、下卦の火が表に出たことが災いしたといえるでしょう。

★松本健一著『評伝 佐久間象山』（二〇〇〇年）

地雷復《ちらいふく》 ䷗

元に戻るの象

⑴卦名

復は元に戻ること、還《かえ》ることをいいます。

卦の動きは、山地剥から坤為地の状態まで変わり、陰が極まり最悪の状態になっていたものが、陽の気が微かに生じて初爻となり、ここにきてそれを改善、回復する兆しが少し表れてきたことを示します。

⑵卦象

下卦・震卦の雷が、上卦・坤卦の大地の下にある象です。雷となるべき陽気が、大地のなかに潜んで表に出るときを待っている状態を示します。下卦の雷は陽卦なので動きを表し、上卦の坤は柔順を表します。これは、ゆっくり動く陽気に柔順をもってついていく、むやみやたらに動くのではなく秩序をもって動く、無理がないように動くことを示しています。本卦は一陽五陰卦で、「一陽来復」はこの卦に由来します。

⑶卦辞

「事はすべて叶えられる」といいます。

本卦は十二消長卦の一つで、新暦一二月の卦で冬至の卦です。

(4) 卦の応用：病の回復

鍼灸の治療は、一般的に痛む箇所や動かない関節などに直接鍼や灸をすれば治ると思われているようです。確かにそのようなことも経験しますが、ほとんどの場合はそうではありません。むしろ悪化することさえあります。治療は、パソコンのキーボードのキーを叩けば画面に文字が出るようなことではないのです。

どうしてそうならないかといえばほとんどの場合、患者の訴えるところに苦痛の真の原因がないからです。確かに「手当て」といいますから、何かが当たって痛む場合はそこに処置をして治まる場合があります。しかしこれはほとんどの痛みが外傷性で原因がはっきりしているからです。治療の原則は「原因に対して処置をする」です。では胃がんになったとき、胃が原因なのでしょうか。実はそうではありません。胃に症状が出ているということで、胃がんになった真の原因は別にあるのです。当然のことですが、人は苦痛がなければ治療を受けようとはしません。

苦痛の原因はほとんどの場合わかりません。どうしてかといえば、真の原因は身体を生かしている生命の弱りだからです。それが、時間が経って思わぬところに症状となって表れるのです。真の原因を考慮した治療で少しでも苦痛が和らぐのであれば、それは復卦のようです。陰爻が一つずつ陽爻に変わるような変化だからです。何層にも重なっているこれまでの病歴に、少し回復の兆しがみえたということで、それからが楽しみでしょう。

地風升《ちふうしょう》 ䷭

小を積んで大を成すの象

(1)卦名

升は上に昇ることで、樹木が上へ上へと成長していく様子です。

(2)卦象

下卦の巽卦は草木を意味し、草木が上卦の坤卦である大地の下にあり、地の養分を吸収して大きくなっていく様子をいいます。成長が楽しみです。

本卦は、上卦も下卦も順の徳をもっているので、行いは正しいといいます。爻の特徴は、九二は陽爻で中庸の徳があり、六五も中庸の徳があります。そこで九二は六五の信用を得て、自分の望む道を進むことができます。

会社でいえば、五爻を女社長とすれば、部長に有能な男性がいるようなことです。

(3)卦辞

「事を行ってよい」といいます。

それには「大人に会うとよい、南に行くとよい」といいます。大人とは九二を指し、南とは、上卦・坤の西南の方向と下卦・巽卦の東南の方向なのでどちらも南の方位です。南に行くとは、前に進んでよい、ということです。

⑷卦の応用：鍼の刺入訓練

物をつくる職人は、同じ作業を飽きずに繰り返すことでその技術を自分のものにします。その技術のなかでも重要なのは基礎力です。宮大工であれば、ノミの扱い方よりも毎日ノミを研ぐことで基礎力を養うといいます。これで養われるのは手先の作業の安定性と、長い時間同じ動作を続けることに耐えられる精神性です。鍼灸の世界でも同じことがいえます。

現在よく使う鍼は、長さ四〇ミリメートル、太さ〇・二ミリメートルの合銀製の鍼です。鍼先は卵形という特殊な加工がしてあります。一般にはこのような鍼は使われていません。簡単に鍼が皮下に刺入しないような工夫が鍼先にしてあるのです。これは、鍼は刺入すればよいということではないという考えによります。もしそれでも鍼が刺入するようであれば、それは身体が鍼の刺激を求めていると判断できるからです。

この技術を会得するには、かなりの訓練が求められます。よく行われる訓練は、鍼管を使わないで膝の後（委中というツボ）に左手の母指と示指で鍼を支え立て、利き手の母指と示指で鍼の柄を持ち皮膚に向かって圧す、という訓練です。無痛で鍼が皮下に入っていくまで、この姿勢を保つのです。当初は一時間かけても刺入できないものです。

上卦の坤卦のように地道に努力を重ね基礎力をつければ、下卦の巽卦は自在に対応できるようになり、治療技術の向上につながります。これは升卦の示すところです。

地水師《ちすいし》 ䷆

少人数で多数を抑えるの象

⑴卦名

師は、古代中国の軍隊用語としては二、五〇〇人の一師団のことです。軍隊の最小単位は一旅で五〇〇人なので、師は五旅団です。師はもともと多数の意味で、それが軍隊の意味となったものです（「火山旅」一一二頁参照）。

⑵卦象

下卦は坎卦で水、上卦は坤卦で大地です。

つまり地面の下に水がある象なので、地下水を意味し、地面の下に水がたくさんあることを示しています。坎卦の性質は危ういであり、上卦の坤は柔順な性質です。

危うい性質のものがたくさん集まって溢れ出ようとするが、自然の成り行きに従って無理をしなければ大事に至らないとします。

本卦は九二だけが陽爻という一陽五陰卦です。しかも中庸爻で徳を備えていて、他の五陰爻はそれに従いよくまとまるともいえます。

⑶卦辞

「正当な理由があれば事を起こしても許される」といいます。

⑷卦の応用：鼻血

ある男性の話。歳は七〇代。無類に丈夫でしたが、一つだけ弱点がありました。それは春になると鼻血が出るということです。その出方は半端ではなく、ときには一週間もことあるごとに出血しました。例えば、歩行中、食事中、話し中など、何か頭に血が昇るような行動をすると、それは鼻血につながったといいます。

鼻血そのものは、身体の中にうっ滞している血液が外に出ることですから、それが脳内の血管などが破れるよりははるかに良いことです。しかしその血液量は重要で、身体の状態を左右します。多ければ貧血になり、ときには血圧も下がる。貧血になると歩行もままならなくなる。ひどくなると食事の消化力も低下し、一度の量は少しにして、回数を多くしないととれなくなります。

彼はどうしてこのような身体になったのか、よくよく考えて、高校時代、サッカー中に顔面にボールが直撃し転倒したことを思い出したのです。そこで早速、顔面の打撲部を触診で精査し、鍼で頬部の圧痛のあるところのうっ血処置をしました。それ以後鼻血は出なくなったのです。

二本足で歩く人に、打撲、転倒などの外傷は付き物です（坎卦）。坤卦は皮膚、坎卦はうっ血の部位とみて、このような処置をしない限り、表面は治ったようでもその影響は生涯身体に影響を及ぼします。

これは師卦の教えるところです。

地山謙《ちざんけん》 ䷎

大なる者こそ謙遜の象

⑴卦名

謙は謙遜のことです。

⑵卦象

上卦に坤卦の地、下卦に艮卦の山の卦です。

山のように大きくて偉大なものが、低い地の下にいる様子を示します。大なる者こそ謙遜であるべしということです。能力にしても財産にしても、色々なものをもっている者がもっていないかのように振る舞う様子です。

「秋の田の　実れば垂《た》るる　稲穂かな」

艮卦は止まる意味があるので、それは自分を抑えて、出しゃばらないことに通じます。このような態度を謙といいます。一陽に五陰が群がる象でもあります。五陰が群がるのは、ただ一つの陽爻である九三が謙遜の徳を備えているからです。つまり下卦の艮卦がその徳をとどめていることを示し、上卦の坤卦が人と穏やかに接するという柔順の徳を示しているからです。

⑶卦辞

「謙遜の徳があれば、すべて叶えられる」といいます。

⑷卦の応用：『易経』

書物は、一般にそれを書き著した作者の思考が表れたものです。それも、口から出る言葉と違って半永久的に残るものです。これまでに数えきれないほどの文献が世に出ていますが、そのなかでもここで紹介している『易経』は特異なものです。

その第一点は、書物になるまで一〇〇〇年以上の時間が経っていることです。その萌芽は、紀元前一二～三世紀頃の殷の時代にみられます。

次に、易は目に見えない対象（易神）の応えが目に見える卦象や文字になったものです。

第三に、『易経』の内容は、突き詰めれば「天」の話で、現代の言葉で言えば宇宙の話です。

第四に、あらゆるものを一元論的に語る書物となっています。

一元とは、宇宙のあらゆる存在物を生み出す見えない力のことで、天のことです。現代的にいえばそれは、人が五感で感じられないすべてのエネルギー、あるいはダークエネルギー、『易経』でいう精気で、ときには太極と表現されます。このエネルギーをすべての出発点として常に考えるのが一元論です。これらの言葉は、話の状況に応じて、例えば陰陽の話であれば太極という言葉から始まる、という具合に使い分けます。

『易経』は一元論がどのようなことであるかということを教えています。この発想は地山謙の良卦のようで、表面の坤卦からはわかりにくいもので知る人ぞ知る価値ある思考方法です。

坤為地《こんいち》 ䷁

無制限に広い心の象

⑴卦名

坤は土、大地のことです。

⑵卦象

坤卦は乾卦に対して純陰、全陰の卦で、陰爻だけの卦です。陰は陽に対して消極的な卦です。まったく純粋に陰だけのものは考えにくいですが、純陽を天としたように、純粋に陰であるものは地でしょう。地は、太陽を主とする天の元気を常に受けて、万物を生み育て成長させることに終始しているからです。

つまり坤卦には何ら力がなく、まったく受身で消極的なところが特徴です。そのため乾卦のあらゆる恩恵をすべて受け入れることができる存在といえます。まったくの柔順は宇宙にありです。

⑶卦辞

柔順を「牝馬の貞」と表現します。牝馬《ひんば》は乾の牡馬《ぼば》に対するもので、その貞とは、牡馬にどこまでも柔順であることです。

そのような貞であれば、万物は元《おおい》に亨《とお》り、利《よろ》しい状態になるとします。

本卦は十二消長卦の一つで、新暦一一月の卦です。

⑷卦の応用：地球の誕生

一三八億年前、宇宙誕生のきっかけとなるビッグバンが起こり、四六億年前に太陽系が形成され始めたといいます。地球はいまから四五億四〇〇〇万年前に、太陽系の惑星の一つとして、太陽から三番目の距離に生まれました。衛星は月のみです。太陽からの平均距離は一億四九六〇万キロメートル、平均密度は五・五グラム／立方センチメートル。重さは六×一〇の二四乗キログラムです。太陽を焦点として楕円軌道上を約三六五・二五日の周期で公転し、約二三・四度の赤道傾斜角を保ちながら、約二三時間五六分の周期で自転します。平均軌道速度は、秒速約三〇キロメートルです。地球の大きさは、赤道半径六三七八・四キロメートル、極半径（中心点から極までの距離、短半径）六三五六・九キロメートルです。地球の内部構造は表層から、地殻、マントル、核の三層です。地殻の表面よりも外側には大洋（水圏）があり、さらにその外側に大気（気圏）があります。大洋は地球の表面の約三分の二を占め、平均の深さは約三八〇〇メートルです。大気は上空にいくにつれて希薄になります。気象状態を左右する対流圏の厚さは一〇～一五キロメートルです。一方陸地の平均の高さは八四〇メートル。地殻の厚さは大陸の下では三〇～六〇キロメートル、大洋の下では約五キロメートルです。化石として残るような生物が発生したのは約六億年前。ネアンデルタール人の誕生は四〇万年前です。いまのところ生物は地球にのみ確認されていますが、地球の存在と動きは、すべて太陽に依存しています。つまり坤卦の典型です。

易深掘りコーナー

その① 東洋思想の発祥・日本での受容・実践性

東洋思想の歴史的な起源は、西周の考え方（紀元前一一年～）を背景とした孔子の考えに基づく儒教だと思われます。そして後漢の一世紀頃に仏教が中国に伝来し、さらに五世紀頃になって自然発生的に道教が生まれてきたといいます。

それらが順次日本にも到来すると、神道も加わり、復雑な東洋思想が形成されてきたといえるでしょう。現在日本では禅もかなり話題になっています。足利学校で学んだ僧栢舟が、わが国で最初の易学書となる『周易抄』（一四七七年）を著わします。また儒学者の林羅山は儒学者の藤原惺窩に学び、推薦されて徳川家康以下家綱まで四代の将軍に仕え、江戸幕府の思想的礎を築くのに貢献しました。

思想はそれに伴う行為で評価されます。釈迦の思想は仏教となり、老荘思想は煉丹術を行うことなどから道教となり、日本では神道が神社の儀式として認識されています。儒教の基礎をなす易経の行為は、筮占といわれる占いです。易経にこの実践があったからこそ、儒教軽視の明治時代でも奇しくも生き延びることができたといえます。江戸時代には儒学者の新井白蛾が易の実践の重要性を朱子学の基礎理論に据え、当時卑下されていた占いの価値を高めて易を再興しました。その弟子に真勢中州、谷川龍山らが現れます。明治期以後では、大島中堂、根本通明、高島嘉右衛門らが現れ、昭和期では加藤大岳、小林三剛などが易占の重要性を高めました。

その② 甲骨文字

一説によれば、事の発端は、一八九九年、国子監（清の最高学府）の総長の王懿栄（一八四五年～一九〇〇年）が、持病のマラリアの薬として取り寄せた竜骨に何やら傷があることに気づいたことによる、とされます。竜骨とは化石化した動物の骨のことで、虚弱体質や破傷風に効く漢方薬の一種として昔から売られていたものです。彼は青銅器などに見られる金文の学者でもありました。弟子の劉鶚の意見も聞いて、その傷が文字に違いないと確信しました。その後、義和団の乱に関係して自殺しますが、劉鶚はその膨大な資料を受け継ぎ甲骨文字と名づけ、まとめて『鉄雲蔵亀』を出版します。これは甲骨文字の最初の資料集でした。

当初、甲骨文字の書かれた竜骨のほとんどは殷墟の小屯という村から出たもので、その地方では昔から、畑に鍬を入れると簡単に動物の骨や亀の甲羅が見つかったといいます。甲骨文字を調べるうちに、殷墟が殷王朝後期の首都であることも証明されました。その当時、重要な物事は牛の肩甲骨などを使って占って決められていたことがわかり、殷王朝の実在性も明確になり、それによって甲骨文字の信憑性が高まりました。

占うことを占卜といいます。その結果は青銅刀で甲羅や獣骨に刻まれました。特に亀は神亀あるいは霊亀ともいわれ、亀の甲羅を使った占いは亀卜といい神聖なものでした。亀は、背の甲羅は天、腹の甲羅は地を象徴し、天と地に覆われた臓器部分は気の充満したものと考えられていたようです。「気」の甲骨文字は、数字の三と同じ構成で、三本の横棒の上から天・人・地を現すとされました。

余談ですが、亀卜は日本にも伝わり、令和元年には、大嘗祭で使うコメの産地を亀卜で占いました。占卜自体は、殷より前からあったものです。牛・羊・鹿・豚などの動物の肩甲骨などを火で炙り、その熱でできるひび割れで物事の吉凶を判断するというものです。その記録が甲骨文字で、甲は亀の甲、骨は獣骨のことです。いまでは漢字の元祖として認識され、二〇一七年にユネスコ主催の世界の記憶にも登録されました。

その③　先天図と後天図

先天・後天という言葉は乾の文言伝の九四の爻辞に出ています。意訳したものを挙げます。「徳の高い理想の人（大人）が、天の時が来る前に先立って事を行っても、それは天の心に叶うことだから、天の行うところに違わない（先天而天弗違）」。時の長が津波を予測して、民衆を動員して堤防を築かせたが、そのような奉仕に誰も異議を唱えないようなことです。「また天の時が過ぎてから、後から事を行ったとしても、これも天の時に合うことだ（後天而奉天時）」。春になれば苗を植えるようなことで、誰も文句を言わないようなことです。

先天図とは宇宙の成り立ちを説明するもので、これを「伏羲八卦次序図」といいます。それを六十四卦まで広げたものが「伏羲六十四卦次序図」です。先天図は、八卦で取り上げた八種類の自然を小成卦で表現したものです。これらの自然は天空が始まる以前から定まっているが、その成立に順序があるとしています。天の卦を真上に、地の卦を真下に配置して八卦を並べます。これを遊園地の観覧車のように、垂直に立っている円盤を想像するとよいでしょう。天から地までの八卦の配列をよく観ると、さらに興味深いことが読み取れます。先天図は、天を一番上位に置き、向かって左側に上から沢→火→雷と並べ、右側に上から風→水→山と並べ、地を一番下に置いています。この図では、天と地が対称的な陰陽関係にあり、さらに雷と風、火と水、沢と山もそれぞれ対称的な陰陽卦になっています。

　後天図は、「文王八卦次序図」といい、後天の意味を文王の名前に重ねたものです。後天図は、先にある自然界の「天」に、人間社会の「乾」を後から重ねた図ということになります。八卦の卦象表現は先天図のものと本質的には変わらないのですが、人間界の八卦は生まれる過程が先天図と違います。後天図は、大地が基準です。そのため、平面的な方角（方位）が大切な要素で、地形図のように水平な状況を想像します。説卦伝にある後天の内容によれば、離を南方、坎を北方とし、震を東方、兌を西方、また巽を東南、坤を西南、艮を東北、乾を西北としています。これらを図面に表すには、南をいつも上方に置きます。離が一番上で坎が一番下、震が左、兌が右に配置されます。これは「洛書」が離を上方に配置していることによります。

　後天図の別の意義は、天に対する人の生成です。乾は父、坤は母である。その乾と坤が交わるとは陰陽の爻を交換することで、それによって他の六つの卦が次のようにして生まれる。まず父と母が交わる時、母（☷）が父（☰）の陽爻を求めれば震（☳）が生まれ、父が母の陰爻を求めれば巽（☴）が生まれるとします。これは家族の長男と長女です。どちらも乾と坤の爻が交わって初めてできた子なので、下爻の変化として表します。長男・長女の後に、父が母の陰爻を求めれば離（☲）が生まれ、母が父の陽爻を求めれば坎（☵）が生まれる。つまり次女と次男です。どちらも乾と坤の中爻が変化したものです。さらに三番目に、同じような経過から兌（☱）と艮（☶）が生まれます。これは三女（少女）と三男（少男）となりますが、どちらも乾と坤の上爻が変化したものです。以上のことは実際に子供ができることをいっているのではなく、卦象の陰陽を説明するための工夫と捉えます。

これが後天図の成り立ちですが、これをみると、東（☳）→東北（☶）→北（☵）→西北（☰）の四卦は陽卦のグループです。そして西（☱）→西南（☷）→南（☲）→東南（☴）の四卦は陰卦のグループであることがわかります。このように後天図は、陽卦と陰卦が偏って集められているのが特徴です。このような後天図の特徴は卦辞にあり、坤為地の卦辞では「西南に朋を得、東北に朋を喪（失）う」とあります。ここで朋をグループと理解すれば、陰卦の坤は「西南には陰卦の仲間が沢山あるが、東北にはない」と理解できます。他の卦辞にある方位も、すべてこの後天図の観方で解釈できます。

その④　河図・洛書

河図と洛書については「繋辞伝」上第一一章にあります。その昔黄河で見つかった図面を河図といい、洛水（洛河の古名で黄河の支流）から出たものを洛書と称したものです。聖人はそこに書かれている図に従って八卦をつくったといいます。先天図・後天図は最終的には朱子によってまとめられて『周易本義』に掲載されていますが、大本はどちらも邵雍（邵康節）の説とされます。

その⑤　物と素粒子

いわゆる物質といわれる物はどのように認識されているのでしょうか。一般に物は複数の物質からできている複合体です。現在の物理学の関心は、その複合体をどこまで分解できるか、最小の物質である単体は何かにあります。歴史的に、物は分子からなる、分子は原子からなる、原子は原子核と電子からなる、さらに原子核は陽子と中性子からなると分解されてきて、陽子や中性子は現在では素粒子または量子からなるとされています。素粒子または量子が最小の単位としてまとめられています。

量子については、まだ定説が出ていないようですが、素粒子については、二〇〇八年にノーベル賞を受賞した小林誠・益川敏英両博士が、「素粒子の基本粒子であるクォークは六種類である」と発表しました。それは一九七三年のことですが、それ以来、急速に素粒子の解明が進み、物質の構成に関係する素粒子を特定し、それを標準理論（模型）とするところまできました。その理論は、物質を構成する基本単位として、六種類のクォークと六種類のレプトンという素粒子があるとします。さらにそれらをむすびつける力として光子（電気磁気力）などの四種類の素粒子を特定し、またそれらに質量を与える素粒子としてヒッグス粒子があるとするものです。以上の合計一七種類の素粒子を物質の基本とするのが、標準理論といわれているものです。しかもこれは素粒子解明の結論ではなく出発点とされているのです。クォークとレプトンはどちらも物質の構成要素ですが、その違いは、クォークは陽子や中性子をつくっているもの、それに対してレプトンは、原子の構成要素の電子のようなもので、電荷をもつ三種と、それに対応する電荷をもたない三種のニュートリノをいいます。

重力については、二〇一九年四月一一日の報道によれば、「日本などの国際チームがブラックホールの輪郭を撮影することに史上初めて成功した」とのことで、そのホールの存在を予言したアインシュタインの「一般相対性理論」が裏付けされたといいます。重力も物質であるということです。素粒子の大きさは、一クォークの半径の上限は、〇・六七の少なくとも一億分の一のさらに一億分の一（一〇のマイナス一六乗）センチメートルといいます。粒子であれば五感で認識される世界のことですが、そのようなものと粒子のない世界との境界はまだわからず、果てしなく広いと考えられています。そのような宇宙の誕生はビッグバン説によれば一三八億年前とされます。また、現在では「ビッグバンに先だってインフレーションがあった」とする説もあります。そのとき、重力で圧縮されていたエネルギーが斥力で膨張し、クォークなどの素粒子の集合体になったといいます。つまり見えない力が見える物になったというわけです。斥力は重力に反発する力で、人が地面から跳びあがるときの力がその例です。ダークエネルギーは斥力と理解されています。

精気が物になるような現象を身近なことでいえば、精子や卵子の誕生です。人はどのようにしてこの世に生まれるか。これも正確には誰もわかりません。ただいえることは、五感では感じ取れない生命と名づけた精気（エネルギー）が、いつの間にか五感で感じられる精子や卵子という生命体に静かになっている、さらにそれが六〇兆もの細胞からなる人体へと成長する、ということです。もちろん人も素粒子でできていますが、その素粒子はどこから来たかといえば、生命というエネルギーが何らかの力を得て素粒子（生命体）に変化したと考えるわけです。よく使われる「生命の誕生」という表現は、ここでは生命そのものをエネルギーとして、人の認識できない対象と見なしていますから、誕生という表現は当てはまらないでしょう。地球の誕生は四六億年前といいますが、生命体の誕生であれば地球の誕生から六億年後とされますから、いまから四〇億年前になります。

その⑥ 易の三義

易は象につきるといえますが、象は現象に通じる言葉で、物と言い替えることもできます。この象をわかりやすく表現したものに易の三義があります。それを易簡《いかん》、変易《へんえき》、不易《ふえき》といいます。義とは、ここでは「理由」の意味で、易の特徴は三つの言葉で簡潔に表現できるということです。易簡とは、宇宙の森羅万象が結局陰陽の二文字に集約され、簡単で理解しやすい、ということです。変易とは、宇宙である森羅万象は一瞬たりとも止まることはなく変化し続けている、例えば四季が毎年繰り返され、同じ花でも二度と同じようには咲かず、同じ人でも去年と今年では違うといったことです。現代物理学も、あらゆるものは動いているといいます。

ところで四季はいつも変化しているようで、一年経つとまた同じような現象を繰り返しています。三つ目の不易とは、このように、変易のなかにも変わらず一定の法則性がみられることをいいます。もちろんその背景には精気の働きがあるわけです。つまり三義とは、象を三つの側面からみたものといえます。鍼灸臨床では精気を単純に気と表現する習慣で、それを伝える身体の組織として経絡や経穴に名前をつけて認識しています。

しかし鍼灸の身体を診る基本は、それが東洋医術的であれば易簡つまり陰陽観であり、治療では、身体は変易であることを前提にして行います。さらに人の一生は、四季に従って一年周期の生活を繰り返しているもので、これは不易といえます。

あとがき

世に『易経』を解説した本は山とありますが、なかなか入り込めないという声をよく聞きます。『易経』は動物や植物の図鑑に似ていて一卦ずつ独立しているからです。易の世界が初めての経験であったとしても、易の意義が理解されれば後は繰り返すだけです。仲間を少しずつ増やしてほしいと思います。科学万能の時代に東洋思想である易を知ることは、世界を観る新たな視点を手にすることになり、周囲の動きに惑わされない精神力を得ることになると思われます。著者は鍼灸師なので、鍼灸の世界に易を応用することに関心が強いですが、他の世界でも同じ発想でできるはずです。例えば易の発想の根幹は精気一元論です。これを料理に応用すれば、一味の工夫でいくつものレシピが生まれるかも知れません。東洋思想は宇宙思想ですから、常に一元的に物を考える習慣が身につけば東洋思想を理解できたといえるでしょう。第四章では具体的な場面を想定して卦辞を説明してみましたが、爻辞については拙著『鍼灸治療のための易経入門』（緑書房）を参照してください。今回の出版に際しては、積聚会学術部の藤原典往、高橋大希、積聚会編集部の野平有希、桂田大輔諸氏の手を煩わしました。心から感謝いたします。また株式会社静風社社長の岡村静夫氏には、長年にわたり、編集、出版について無理を聞いていただき、一方ならぬご配慮をいただきました。衷心より感謝申し上げる次第です。

太子堂鍼灸院　小林詔司

参考文献他

『易学大講座』　加藤大岳　紀元書房　一九五六年
『易経講話』　公田連太郎　明徳出版社　一九六七年
『易経』　鈴木由次郎　集英社・全釈漢文大系・第十　一九七四年
『現代易占術』　小林三剛　謙光社　一九六八年
『易経』　高田真治・後藤基巳　岩波書店　二〇〇五年
『易経本義』　中村璋八・古藤友子　中国古典新書続編　明徳出版社　二〇一一年
『易経講座　上・下』　本田濟　斯文会　上・二〇〇六年　下・二〇〇七年
『鍼灸治療のための易経入門』　小林詔司　緑書房　二〇一〇年
『易学速成講義録』　大島中堂　八幡書房　二〇一一年（復刻版）
『論易叢稿』　張政烺　中華書局　二〇一二年
『亀が語る歴史』　孟世凱著　成家哲郎訳　狼烟社　一九八四年
『黒い言葉の空間』　山田慶児　中央公論社　一九八八年
『中国の時空論』　劉文英　堀池信夫他　東方書店　一九九二年
『古代中国』　貝塚茂樹・伊藤道治　講談社　二〇〇〇年
『量子力学が明らかにする存在、意志、生命の意味』　山田廣成　光子研出版　二〇一一年
『積聚治療』　小林詔司　医道の日本社　二〇〇一年
『続・積聚治療』　小林詔司　医道の日本社　二〇一五年
『気と治療』　小林詔司　医道の日本社　二〇一六年
「ウィキペディア」（ダークエネルギーの項目）　二〇一九年九月一九日アクセス

著者略歴
小林詔司（こばやし　しょうじ）
1942 年　東京都生まれ
65 年　上智大学経済学部卒
69 年　東洋鍼灸専門学校卒
72 年　東京教育大学教育学部理療科教員養成施設卒
太子堂鍼灸院開院
76 年　関東鍼灸専門学校講師
80 年　積聚会会長
2007 年　関東鍼灸専門学校名誉講師
18 年　積聚会名誉会長

著書
『東洋医学講座　第 10 巻』（緑書房）1987 年
『だれでもわかるツボ療法』（経林書房）1988 年
『東洋医学講座　第 6 巻』（緑書房）1990 年
『積聚治療』（医道の日本社）2001 年
『やまい一口メモ』（太陽出版社）2005 年
『Acupuncture Core Therapy』（Paradigm Publications）2008 年
『積聚治療入門―基礎と臨床を学ぶ―』DVD　（医道の日本社）2009 年
『鍼灸治療のための易経入門』（緑書房）2010 年
『続・積聚治療』（医道の日本社）2015 年
『気と治療』（医道の日本社）2016 年

易《えき》の実践読本《じっせんどくほん》

2019年 12 月 5 日　第 1 刷発行
2020年 12 月 1 日　第 2 刷発行

著　　者　小林《こばやし》 詔司《しょうじ》
発 行 者　岡村《おかむら》 静夫《しずお》
発 行 所　株式会社静風社《かぶしきがいしゃせいふうしゃ》
〒101-0061
東京都千代田区神田三崎町 2 丁目20-7-904
TEL　03-6261-2661　FAX　03-6261-2660
http://www.seifusha.co.jp

本文・デザイン　有限会社オカムラ
イラスト　さとうさとお
印刷／製本　モリモト印刷株式会社

 ISBN978-4-9909091-6-1　Printed in Japan